TRAITÉ PRAT...

GYMNASE DE CHAMBRE

HYGIÉNIQUE ET MÉDICAL

A L'USAGE DES DEUX SEXES

PAR

PH.-J.-B. CARUE

FABRICANT D'APPAREILS GYMNASTIQUES EN TOUS GENRES

Breveté s. g. d. g.

QUATORZE MÉDAILLES   AUX EXPOSITIONS

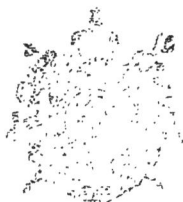

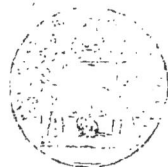

MÉDAILLE UNIQUE

PARIS

CHEZ L'AUTEUR

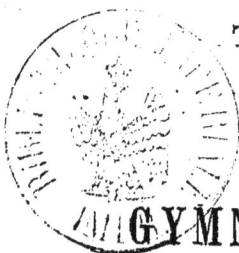

TRAITÉ PRATIQUE

DU

GYMNASE DE CHAMBRE

Les Exemplaires non revêtus de la signature de l'auteur seront réputés contrefaits.

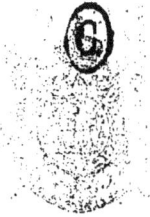

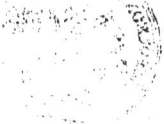

TRAITÉ PRATIQUE

DU

GYMNASE DE CHAMBRE

HYGIÉNIQUE ET MÉDICAL

A L'USAGE DES DEUX SEXES

PAR

PH.-J.-B. CARUE

FABRICANT D'APPAREILS GYMNASTIQUES EN TOUS GENRES

Fournisseur des Écoles et de l'Armée

Syndic à l'Exposition Universelle, Paris 1867, Classe 89. — Gymnastique.

Breveté S. G. D. G.

QUATORZE MÉDAILLES

d'Honneur, d'Or,

d'Argent et de Bronze.

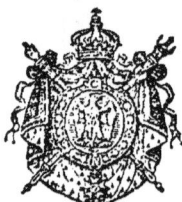

AUX EXPOSITIONS

Nationales,

Internationales et Universelles.

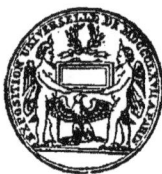

MÉDAILLE UNIQUE

Exposition Universelle Paris, 1867

Pour ses Appareils Gymnastiques

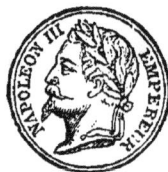

OUVRAGE ORNÉ DE 25 PLANCHES LITHOGRAPHIÉES

PARIS

CHEZ L'AUTEUR, RUE SAINTE-APPOLINE. 16

1868

PRÉFACE

Le but de mon ouvrage est de propager la Gymnastique et de la rendre accessible à tous, pour que chacun puisse exécuter ces exercices si salutaires aux deux sexes.

Je me suis renfermé dans un cercle qui, bien que restreint, est néanmoins assez complet.

Ces exercices, en effet, peuvent se multiplier à l'infini ; mais je laisse ce soin à MM. les médecins et à MM. les professeurs de gymnastique, qui sont aptes à les varier et à les mettre dans les conditions hygiéniques qu'ils se proposent de remplir.

« Le but de la gymnastique, a dit M. le colonel Amoros, doit être de développer les facultés morales aussi bien que les facultés physiques. »

La gymnastique n'est pas un jeu, puisqu'elle s'enseigne selon des lois et des règles ; son but est de développer et de fortifier les organes qui constituent le corps humain.

Les appareils, pour être fructueusement utilisés, doivent présenter à l'emploi une grande flexibilité et une force proportionnelle, afin d'en faciliter le maniement et de mettre l'exécutant à l'abri de tout accident; ils doivent être établis en raison des milieux dans lesquels on agit.

La gymnastique a été classée par le gouvernement depuis 1850 parmi les études obligatoires de l'instruction publique. En cette circonstance, le gouvernement est venu en aide aux études de savants médecins qui cherchent depuis longtemps à résoudre le grand problème du redressement des déviations des organes, et en particulier de la charpente osseuse de l'homme. Les os sont d'une substance dure et opaque, et sont dans l'enfance composés d'un tissu organique, flexible et de plus en plus solide à mesure que les années s'accumulent. L'os à l'état cartilagineux est donc très exposé aux chocs et aux positions hors nature. Peu de chose suffit pour le difformer, ou au moins fausser son état naturel; c'est de là que résulte la déviation de la colonne vertébrale, celle des articulations et des membres supérieurs et inférieurs.

Par la gymnastique, à l'aide d'exercices spéciaux, on parvient à corriger les déviations; c'est surtout lorsque l'on connaît la constitution du système osseux que l'on comprend comment il est possible d'arriver à un semblable résultat.

La gymnastique hygiénique remonte au temps des Athéniens. Dans l'éducation des enfants, on les exerçait dans les gymnases pour les rendre souples et agiles. Solon avait dressé des réglements particuliers pour cet usage, et lui-même suivait le jeune homme dans les diverses phases de son existence.

Galien considérait la gymnastique comme la branche la plus importante de l'hygiène; c'est alors que, dans les jeux olympiques, les athletes purent jouer un si grand rôle dans la Grèce.

La gymnastique médicale, d'après Platon, dit que les Lacédémoniens furent les premiers qui la pratiquèrent.

Enfin, les Grecs, en général, attribuèrent l'honneur de son invention à Asclépiade 1300 ans avant notre ère.

Hérodicus se guérit de la phthisie par la gymnastique médicale au moyen de mouvements calculés. L'on considère Hérodicus comme le père de la gymnastique médicale; il compta avec gloire Hippocrate au nombre de ses condisciples.

Médée faisait pratiquer des mouvements et des exercices aux hommes d'une constitution frêle ou affaiblie par des excès pour rétablir leur santé.

Les résultats obtenus avec la Gymnastique sont considérables et ne sont plus à contester depuis les temps les plus reculés jusqu'à nos jours. Aussi les philosophes, les savants et les médecins la recommandent-ils aux deux sexes de tous âges. Dans l'enfance elle corrige ce qui est défectueux, donne la grâce et la souplesse, dans l'adolescence elle fait acquérir l'adresse, l'agilité, la force, enfin dans l'âge viril elle entretient les sécrétions synoviales des articulations, facilite celles des glandes et concourt ainsi à réparer les déperditions qui ont été faites. D'ailleurs les nombreux avantages que présentent les exercices Gymnastiques peuvent, au point de vue général se résumer ainsi.

Appeler dans tous les organes les fluides nécessaires pour entretenir la vie:

Tout le monde sait, en effet, que la vie est une véritable combustion, qu'elle s'entretient par les aliments, et que les grandes fonctions de l'organisme, telle que la circulation, la digestion sont activées, entretenues par un exercice modéré et méthodique, d'où il résulte que si l'on veut rendre, soit un organe, soit un membre plus agile, plus volumineux, plus fort, plus apte à remplir le rôle qu'il doit jouer, travailler, l'exercer, car c'est un principe admis en médecine que toute partie de notre être qui ne fonctionne pas s'atrophie et meurt, grâce aux secours que donne la Gymnastique, il est de nombreuses maladies qui après avoir résisté aux remèdes médicaux, guérissent comme par enchantement sous l'influence de ce puissant modificateur du corps humain.

Que d'enfants maigres et rachitiques, que de jeunes gens des deux sexes faibles ou infirmes ont pu trouver la guérison de leurs maux dans la Gymnastique et dans l'orthopédie. Enfin, le meilleur remède aux névroses telle que l'épilepsie, l'hystérie, l'hypocondrie c'est l'exercice et c'est le seul généralement employé.

Je n'en finirais pas si je devais citer les cures merveilleuses rapportées dans les livres de médecine et obtenues par des exercices méthodiques et réglés.

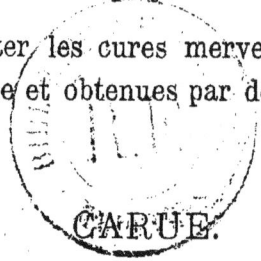

CARUE.

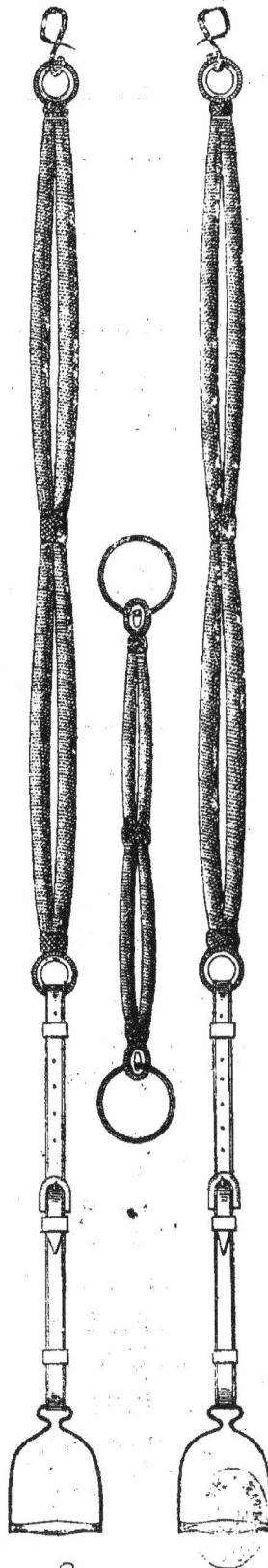

Appareils du Gymnase de Chambre

TARIF DES APPAREILS DE CHAMBRE

Nouveau Gymnase de Chambre

HYGIÉNIQUE ET MÉDICAL

Appareils de tirage en caoutchouc recouvert d'un tissu.

N° 1	20 fr.	» c.
N° 2	25	»
N° 3	30	»
N° 4	35	»
N° 5	40	»

Et au-dessus.

Ces appareils sont en petites boîtes avec le guide des exercices.

Appareils Passe-Tête du Gymnase de Chambre

HYGIÉNIQUE ET MÉDICAL

N° 1	5 fr.	» c.
N° 2	6	»
N° 3	7	»
N° 4	8	»
N° 5	9	»

Et au-dessus.

Haltères.

Haltère du n° 1 (1 kil. la paire) au n° 6, le kil. 1 »

— du n° 7 (7 kil. la paire) et au-dessus, — » 70

Barre à Sphères.

Barres à Sphères en fer, même prix que les haltères.

— en bois, 1 fr. 50 c., 2 fr., 2 fr. 50.

Et au-dessus.

Massues et Mils.

Massues et Mils, la paire, 3 fr., 4 fr., 5 fr., 6 fr., 7 fr., 8 fr.

Et au-dessus.

Ceintures.

Ceintures, 1 fr. 50 c., 1 fr. 75 c., 2 fr., 2 fr. 50 c., 3 fr.

Et au-dessus.

PREMIÈRE SÉRIE

Exercices de l'Appareil Passe-Tête.

1er EXERCICE, 4 TEMPS, 2 POSITIONS, IIe PLANCHE

1re Position. — Prenez l'appareil par ses deux extrémités, un grand anneau dans chaque main, légèrement fermée, les pouces par dessus les doigts placés entre l'index et le médius ; laissez glisser l'appareil devant vous les bras tombant le long du corps ; tenez-vous droit sans raideur, la poitrine en dehors, les pieds en croix, le droit éloigné d'une distance de 10 à 15 centimètres du gauche

Commencez : 1er TEMPS. — Baissez un peu la tête en avant en regardant l'appareil, et aussitôt élevez les bras et la tête en laissant glisser les anneaux entre les pouces et les index, afin que l'appareil vienne se placer sans tirage horizontalement au-dessus de votre tête, en le regardant, et comptez : **un.**

2e TEMPS.—Écartez les bras autant que vous le pourrez, en tirant sur l'appareil ; laissez revenir la tête dans sa position naturelle, et faites passer l'appareil par derrière la tête jusque sur les épaules, en faisant ressortir la poitrine en avant : **deux.** (*Voyez* IIe Pl., 1re fig.)

3e TEMPS. — Laissez remonter l'appareil horizontalement au-dessus de votre tête, en le fixant comme précédemment : **trois.**

4e TEMPS. — Ramenez-le dans la première position : **quatre.**

2e Position. — Changez les pieds de place en ramenant le droit derrière le gauche, et portez celui-ci de 10 à 15 centimètres en avant.

Recommencez alternativement les mêmes exercices démontrés plus haut :

Un, deux, trois, quatre.

OBSERVATIONS. — *A chaque temps, afin de bien le marquer, faire un léger repos.*

Pour les exercices d'ensemble, le professeur les fera alterner deux, quatre six fois de suite ; il aura soin de placer les élèves sur un ou plusieurs rangs, suivant la disposition du local, et les organisera de façon à leur laisser assez de place pour qu'ils ne soient pas gênés dans leurs mouvements.

IIᵉ PL.

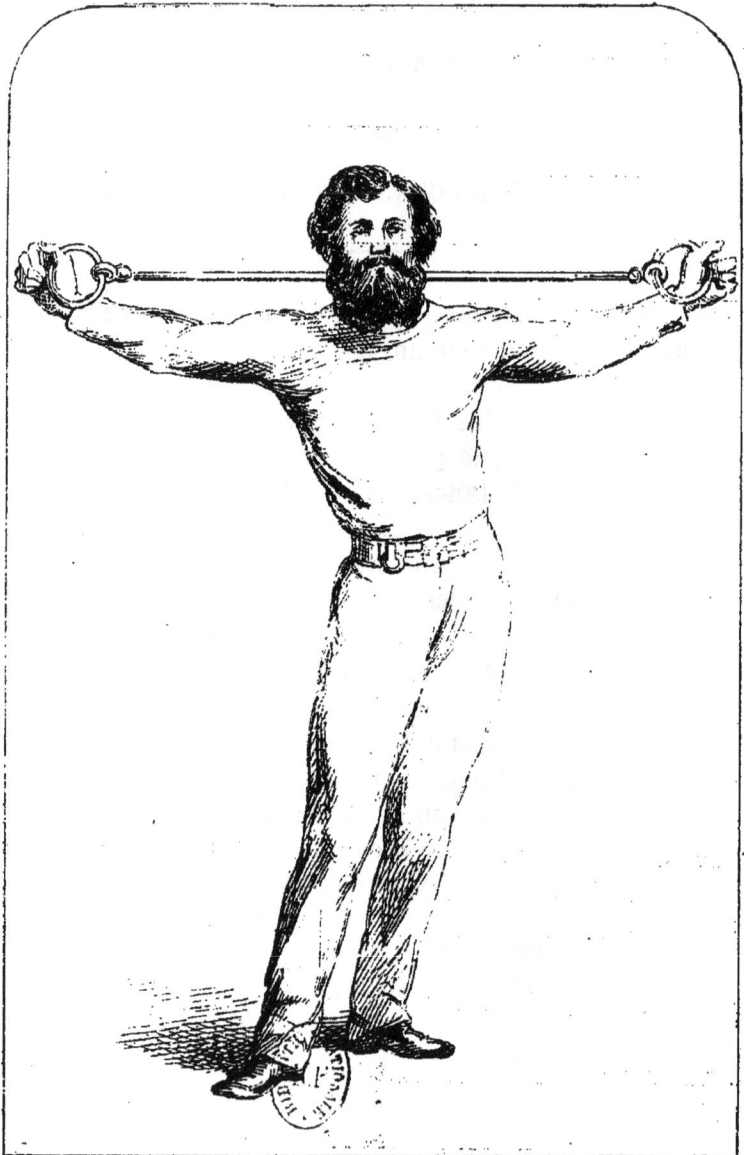

1ʳᵉ Figure. 2ᵐᵉ Exercice. 2ᵐᵉ Temps.

IIIᵉ PL.

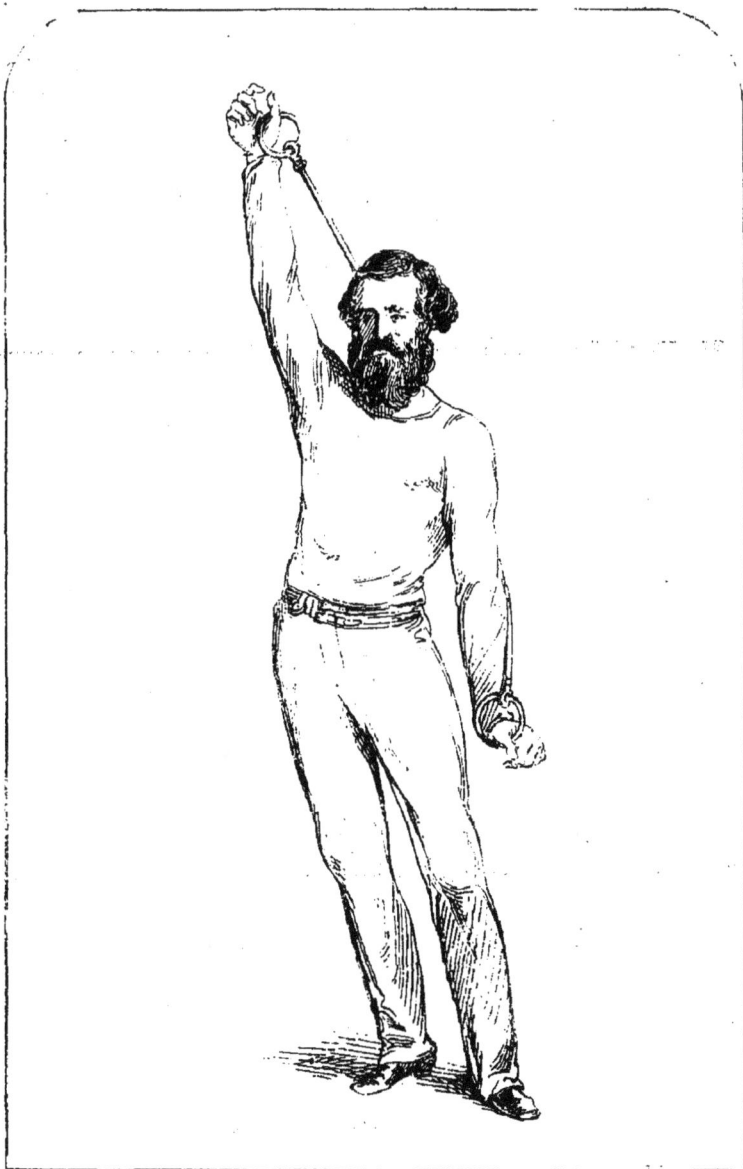

2ᵐᵉ Figure 2ᵐᵉ Exercice . 2ᵐᵉ Temps.

PREMIÈRE SÉRIE

Exercices de l'Appareil Passe-Tête.

2ᵉ EXERCICE, 4 TEMPS, 2 POSITIONS, IIIᵉ PLANCHE

1ʳᵉ Position. — Saisissez l'appareil et placez le corps comme dans l'exercice précédent en plaçant le pied gauche en avant.

Commencez : 1ᵉʳ TEMPS. — Levez le bras droit en l'air et faites passer vivement l'appareil par dessus la tête en venant le placer verticalement derrière le dos sans tension, la main droite un peu au-dessus de l'épaule droite en comptant **un.**

2ᵉ TEMPS. Opérez simultanément la tension de droite et de gauche avec énergie : **deux.** (*Voyez* IIIᵉ Pl., 2ᵉ fig.).

3ᵉ TEMPS. — Laissez revenir l'appareil doucement sur lui-même dans son état ordinaire : **trois.**

4ᵉ TEMPS. — Faites le passer à nouveau par dessus la tête et ramenez-le dans sa première position les bras tombant le long du corps : **quatre.**

2ᵉ Position. — Le pied droit en avant et commencez du bras gauche comme vous avez fait du bras droit, continuez les exercices comme ci-dessus.

Un, deux, trois, quatre.

PREMIÈRE SÉRIE

Exercices de l'Appareil Passe-Tête.

3ᵉ EXERCICE, 4 TEMPS, 2 POSITIONS, IVᵉ PLANCHE

1ʳᵉ Position. — Après avoir pris l'appareil par les pouces légèrement fermés, tenez votre corps droit, le pied droit en avant, éloigné de vingt à vingt-cinq centimètres du gauche.

Commencez : 1ᵉʳ TEMPS. — Élevez les bras en l'air, placez l'appareil horizontalement au-dessus de la tête en opérant le tirage de droite et de gauche simultanément, vous compterez : **un**.

2ᵉ TEMPS. — Ramenez l'appareil perpendiculairement derrière le dos par la main gauche : **deux**. (*Voyez* IVᵉ Pl., 3ᵉ fig.).

3ᵉ TEMPS. — Formez résistance avec le bras gauche et effectuez le tirage du bras droit en l'élevant le plus possible : **trois**.

4ᵉ TEMPS. — Replacez l'appareil dans sa première position : **quatre**.

2ᵉ Position. — Ramenez le pied droit derrière le gauche en avançant celui-ci de 20 à 25 centimètres en avant et continuez comme précédemment, en ramenant l'appareil perpendiculairemnt derrière le dos par la main droite :

Un, deux, trois, quatre.

IVᴱ PL.

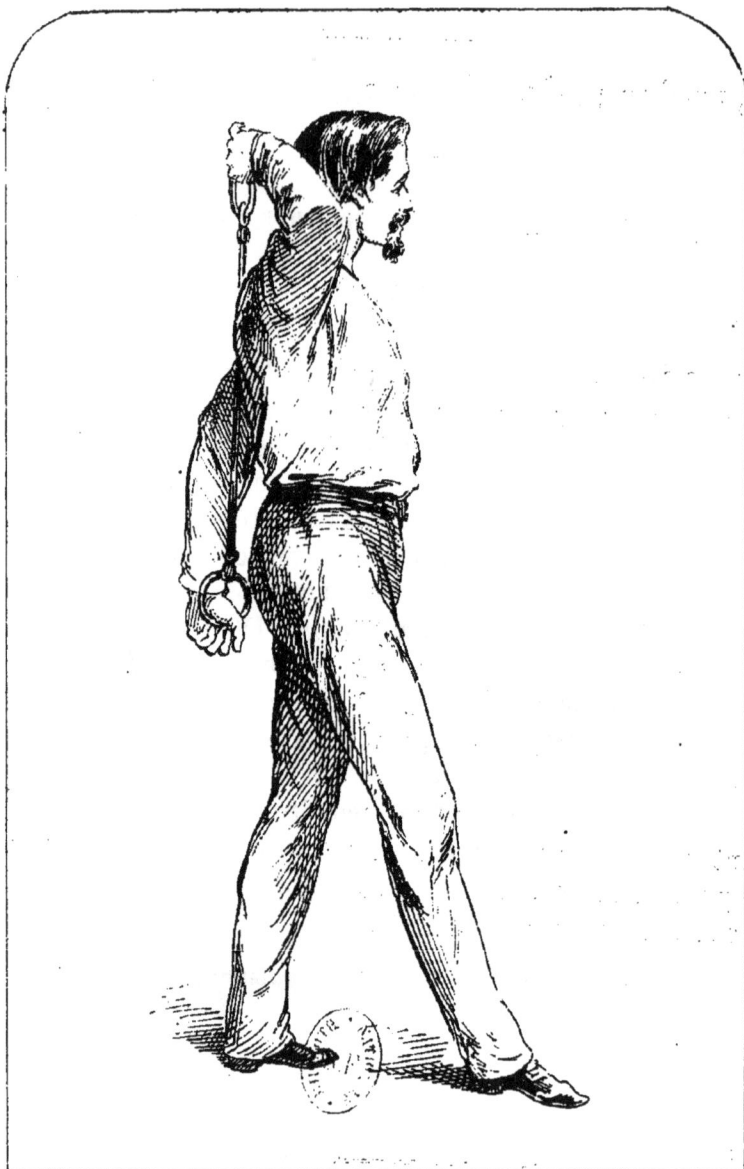

3ᵐᵉ Figure 3ᵐᵉ Exercice 2ᵐᵉ Temps.

V^E PL.

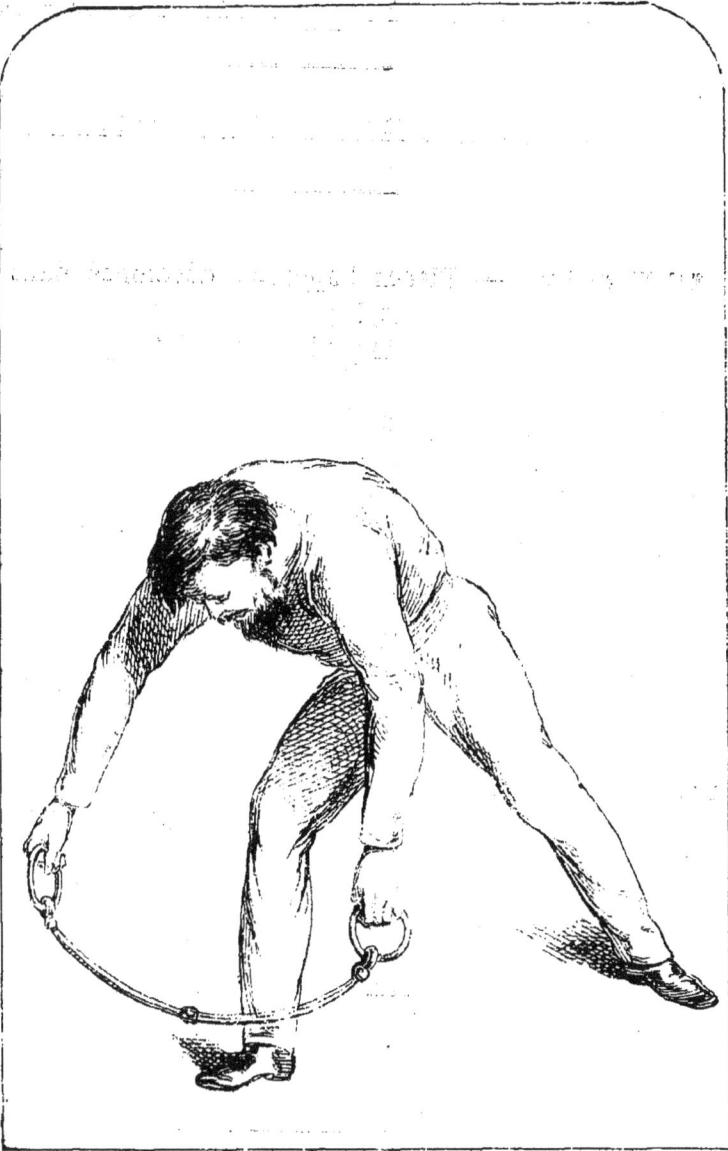

4me Figure 4me Exercice 1er Temps

PREMIÈRE SÉRIE

Exercices de l'Appareil Passe-Tête.

4ᵉ EXERCICE, 4 TEMPS, 2 POSITIONS, Vᵉ PLANCHE

1ʳᵉ Position. — Placez l'appareil développé dans toute sa longueur, à vos pieds joints, le point central de l'appareil à l'extrémité du pied droit; portez le pied gauche d'un pas en arrière, la pointe en dehors.

Commencez : 1ᵉʳ Temps. — Fléchissez le corps en avant et pliez les jarrets, saisissez l'appareil par les grands anneaux, un dans chaque main et comptez : **un** (*Voyez* Vᵉ Pl., 4ᵉ fig.).

2ᵉ Temps. — Relevez-vous progressivement, tendez les jarrets, faites passer l'appareil derrière la tête en tournant les mains, les doigts en dehors; opérez le mouvement de tirage horizontalement de droite et de gauche de toute la longueur des bras, à la hauteur des homoplates, en renversant le corps en arrière et les jarrets tendus : **deux**.

3ᵉ Temps. — Laissez céder les bras à l'élasticité de l'appareil en le ramenant horizontalement devant la poitrine : **trois**.

4ᵉ Temps.— Fléchissez le corps et déposez l'appareil à terre dans sa première position : **quatre**.

2ᵉ Position. — Placez le pied gauche en avant et continuez successivement les mêmes exercices :

Un, deux, trois, quatre.

PREMIÈRE SÉRIE

Exercices de l'Appareil Passe-Tête.

5ᵉ EXERCICE, 4 TEMPS, 2 POSITIONS, VIᵉ PLANCHE

1ʳᵉ Position. — L'appareil étant mis en main, placez le corps bien d'aplomb sur les hanches, les pieds en croix, portez le pied gauche d'un pas en avant, les jarrets tendus.

Commencez : 1ᵉʳ TEMPS. — Lancez l'appareil par dessus la tête à la hauteur des épaules en fléchissant le jarret gauche, développez énergiquement l'appareil en faisant traction sur les avant-bras, et vous direz : **un.** (*Voyez* VIᵉ Pl., 5ᵉ fig.).

2ᵉ TEMPS. — Portez le corps en avant en fléchissant davantage le jarret gauche, équilibrez-vous sur la pointe du pied droit : **deux.**

3ᵉ TEMPS. — Ramenez le corps dans sa position précédente, les jarrets tendus, et répétez le même mouvement que vous venez d'exécuter : **trois.**

4ᵉ TEMPS. — Laissez détendre l'appareil et ramenez-le devant vous dans sa première position : **quatre.**

2ᵉ Position. — Placez le pied droit derrière le gauche, formant croix, portez le pied droit d'un pas en avant et continuez l'exercice décrit plus haut.

Un, deux, trois, quatre.

V1ᵉ. PL

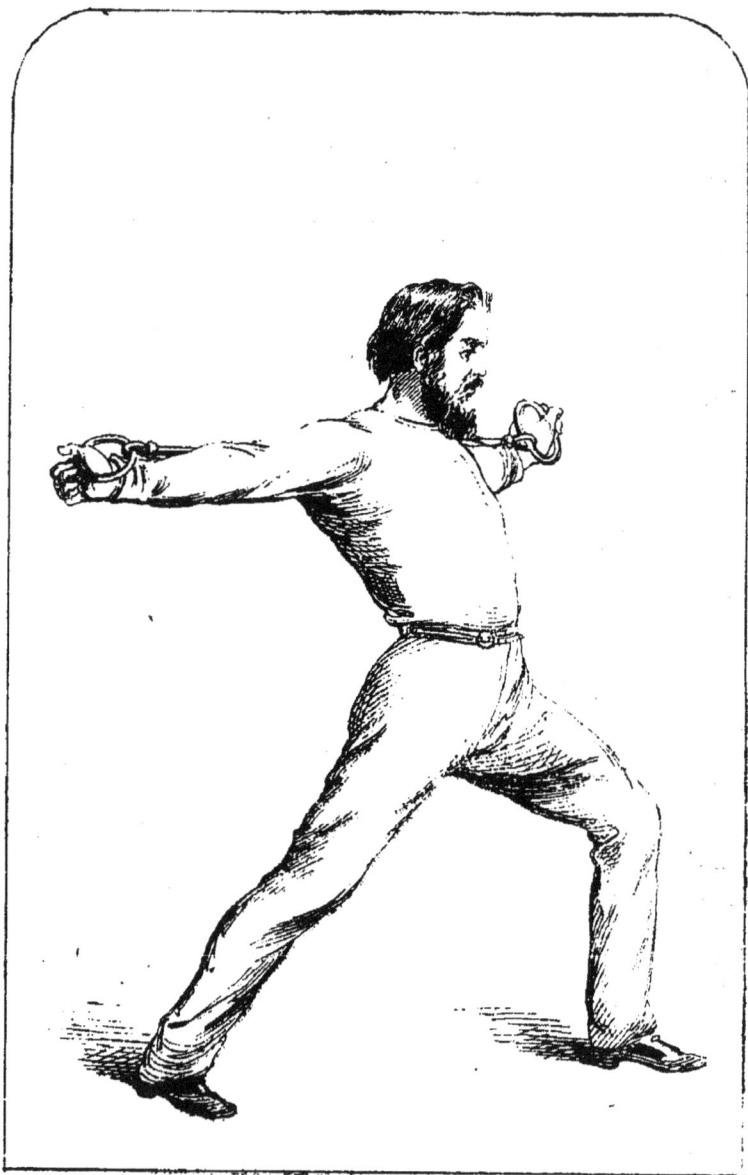

5ᵐᵉ Figure 5ᵐᵉ Exercice 1ᵉʳ Temps

V11ᵉ PL

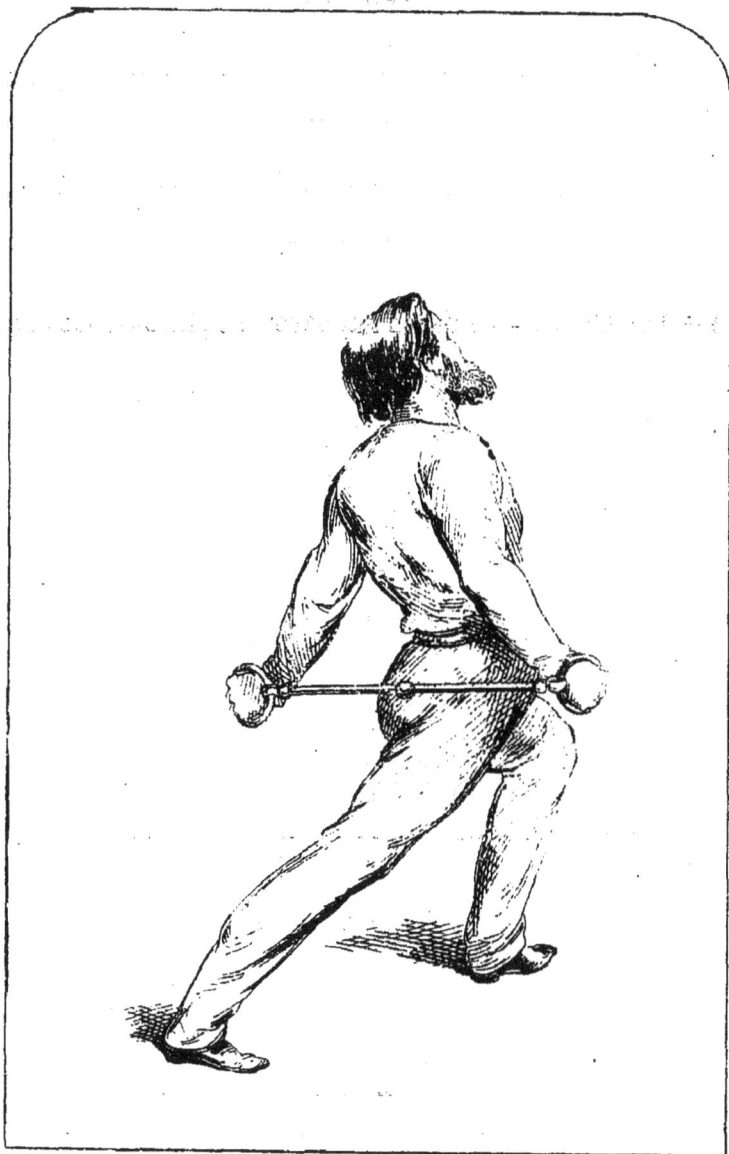

6ᵐᵉ Figure   6ᵐᵉ Exercice   1ᵉʳ Temps.

PREMIÈRE SÉRIE

Exercices de l'Appareil Passe-Tête.

6ᵉ EXERCICE, 4 TEMPS, 2 POSITIONS, VIIᵉ PLANCHE

1ʳᵉ Position. — Prenez l'appareil et placez-vous comme dans l'exercice précédent.

Commencez : Iᵉʳ Temps. — Faites passer vivement l'appareil par dessus la tête en effectuant le tirage, descendez-le jusqu'à la ceinture, tenez le corps cambré et la tête haute en tendant le jarret droit et en fléchissant le gauche, dites : **un** (*Voyez* VIIᵉ Pl., 6ᵉ fig.).

2ᵉ Temps. — Redressez le corps en levant l'appareil à la hauteur des épaules, et continuez la tension, de droite et de gauche : **deux**.

3ᵉ Temps. — Avancez le pied gauche d'un pas en avant, posez le genou droit à terre en fléchissant sur les jarrets : **trois**.

4ᵉ Temps. — Relevez-vous en faisant reprendre à l'appareil et au corps leur position première : **quatre**.

2ᵉ Position. — Continuez les mêmes exercices en portant le pied droit en avant :

Un, deux, trois, quatre.

DEUXIÈME SÉRIE

EXERCICES DES GRANDS APPAREILS

DEUXIÈME SÉRIE

Exercices des Grands Appareils.

DISPOSITION ET INSTALLATION DES APPAREILS

Il suffira de placer solidement deux pitons dans un mur, dans une cloison ou aux huisseries d'une porte (montants d'une porte de cloison), on les posent également au dormant d'une croisée (encadrement d'une croisée), on peut aussi les placer aux bâtis d'une porte (montants d'une porte à deux battants). Pour le placement de ces pitons on emploi généralement une vrille ou un vilebrequin armé de sa mèche ; si l'application se fait dans un mur et qu'il n'y ait pas de bois, il faut faire des trous suffisamment grands pour y enfoncer fortement de bonnes chevilles en bois dur, de forme cylindrique (je veux dire tamponner) et faire de nouveau des trous dans les tampons pour y visser solidement les deux pitons.

Quant à l'écartement à observer pour la pose des pitons, il n'est pas fixe, il varie de 75 centimètres à 1^m 30 cent. environ, suivant l'emplacement où l'on veut les fixer.

Pour l'élévation des pitons, les placer à la hauteur des épaules d'une personne de moyenne taille.

Cette hauteur n'étant pas un point fixe, une personne plus grande ou plus petite pourra également exercer sur les appareils, dans cette disposition ils ne nuiront en rien à la régularité des exercices. Cependant, pour les jeunes enfants, cette élévation est un peu extrême, il sera bon pour la moyenne de fixer les pitons à un mètre environ du sol.

DEUXIÈME SÉRIE

Exercices des Grands Appareils.

7ᵉ EXERCICE, 4 TEMPS, 2 POSITIONS, VIIIᵉ PLANCHE

1ʳᵉ Position. — En prenant les appareils de tirage par les poignées, une dans chaque main, tournez la face du côté opposé aux points d'attache, les ongles en dedans, les étriers en dehors, soutenez les appareils horizontalement sans tirage, tenez le corps droit, libre sur les hanches, les talons rapprochés l'un de l'autre, les pointes des pieds en dehors, les deux mains fermées, fixées sur la poitrine en les rapprochant l'une de l'autre.

Commencez : 1ᵉʳ TEMPS. — Portez le pied droit d'un pas en avant, les jarrets tendus, avancez le bras droit horizontalement en avant en tirant sur l'appareil droit à la hauteur de l'épaule et formez point d'appui sur l'appareil gauche, en comptant : **un** (*Voyez* VIIIᵉ Pl., 7ᵉ fig.).

2ᵉ TEMPS. — Décrivez avec le même bras et sur la même ligne un quart de cercle sur la droite : **deux**.

3ᵉ TEMPS. — Laissez tomber les bras naturellement le long du corps : **trois**.

4ᵉ TEMPS. — Relevez l'appareil en pliant l'avant-bras, et ramenez la main dans sa première position : **quatre**.

2ᵉ Position. — Ramenez le pied droit derrière le gauche, portez celui-ci un pas en avant et recommencez l'exercice ci-dessus avec le bras gauche.

Un, deux, trois, quatre.

V111ᵉ PL

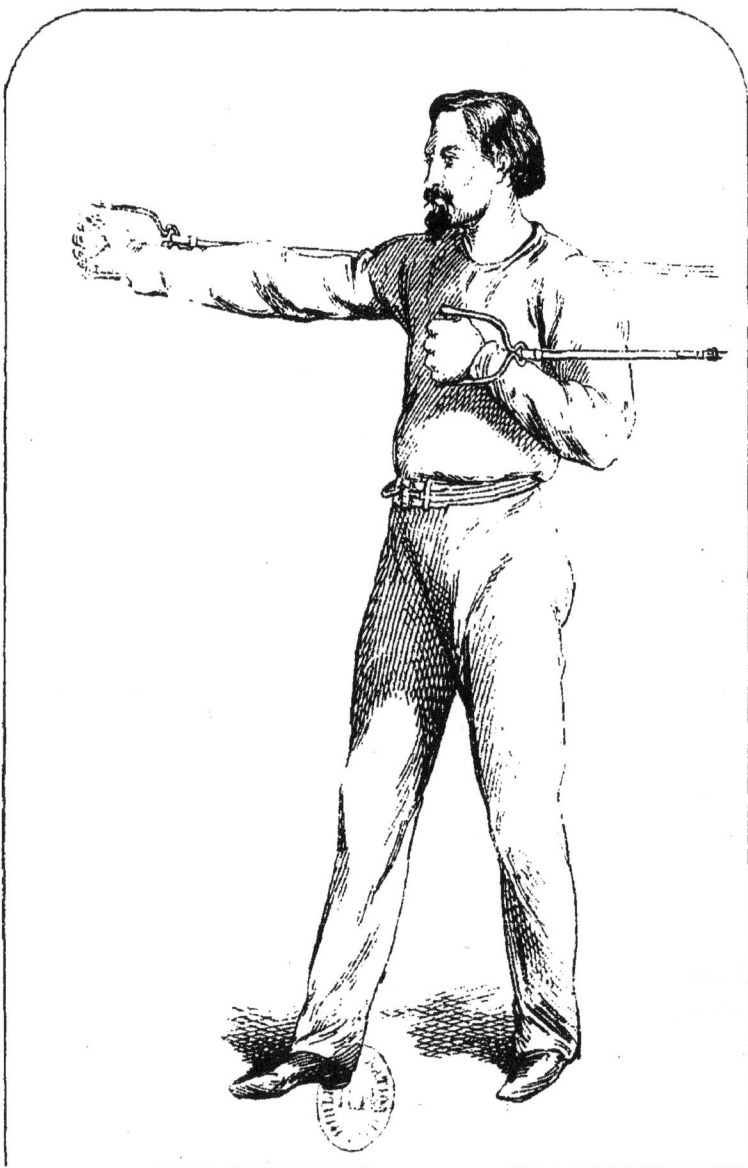

7ᵐᵉ Figure   7ᵐᵉ Exercice   1ᵉʳ Temps

1X^e PL

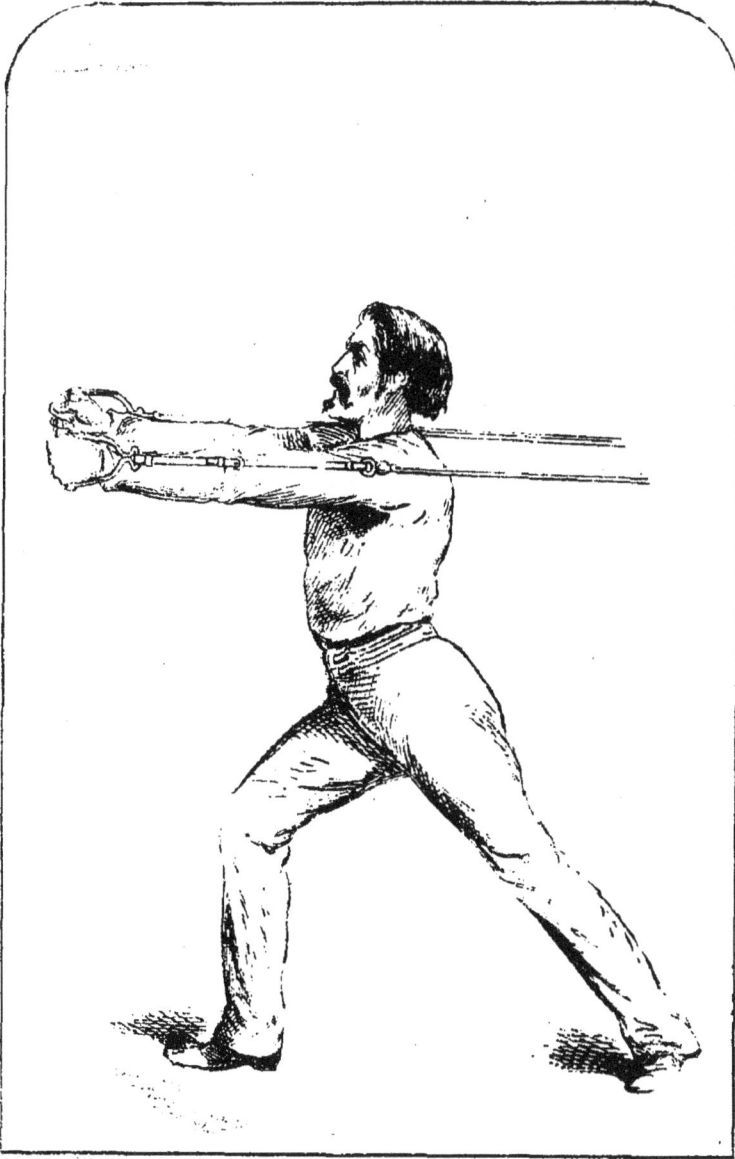

8me Figure   8me Exercice   1er Temps

DEUXIÈME SÉRIE

Exercices des Grands Appareils.

8ᵉ EXERCICE, 4 TEMPS, 2 POSITIONS, IXᵉ PLANCHE

1ʳᵉ Position. — Les appareils et la position comme dans l'exercice précédent.

Commencez : 1ᵉʳ TEMPS. — Portez le pied droit d'un pas en avant en fléchissant le jarret et tendez le gauche, aussitôt avancez horizontalement les deux bras en avant en tirant sur les appareils et comptez : **un** (*Voyez* IXᵉ Pl., 8ᵉ, fig.).

2ᵉ TEMPS. — Développez simultanément les bras de droite et de gauche, en décrivant un quart de cercle de chaque côté sur la même ligne : **deux.**

3ᵉ TEMPS. — Élevez les bras en l'air en rassemblant les mains l'une contre l'autre : **trois.**

4ᵉ TEMPS. — Replacez-vous dans la première position : **quatre.**

2ᵉ Position. — Recommencez les mêmes exercices en partant du pied gauche.

Un, deux, trois, quatre.

DEUXIÈME SÉRIE

Exercices des Grands Appareils.

9ᵉ EXERCICE, 4 TEMPS, 2 POSITIONS, Xᵉ PLANCHE

1ʳᵉ Position. — Prenez les appareils et placez-vous comme dans l'exercice sept; mettez les mains sur les hanches, les coudes rapprochés du corps, les doigts en avant.

Commencez : 1ᵉʳ TEMPS. — Opérez un mouvement de rotation de l'avant bras droit en l'allongeant en avant à la hauteur de la tête et vous comptez : **un**.

2ᵉ TEMPS. — Fléchissez le corps et portez le pied droit d'un pas en avant en pliant le jarret : **deux** (*Voyez* Xᵉ Pl., 9ᵉ fig.).

3ᵉ TEMPS. — Laissez détendre doucement l'appareil en ramenant le bras perpendiculairement au-dessus de la tête et fixez la poignée de l'appareil, la poitrine bien en dehors : **trois**.

4ᵉ TEMPS. Reprenez la première position en développant le bras dans tout son entier : **quatre**.

2ᵉ Position. — Continuez les mêmes exercices du côté gauche.

Un, deux, trois, quatre.

Xᵉ PL

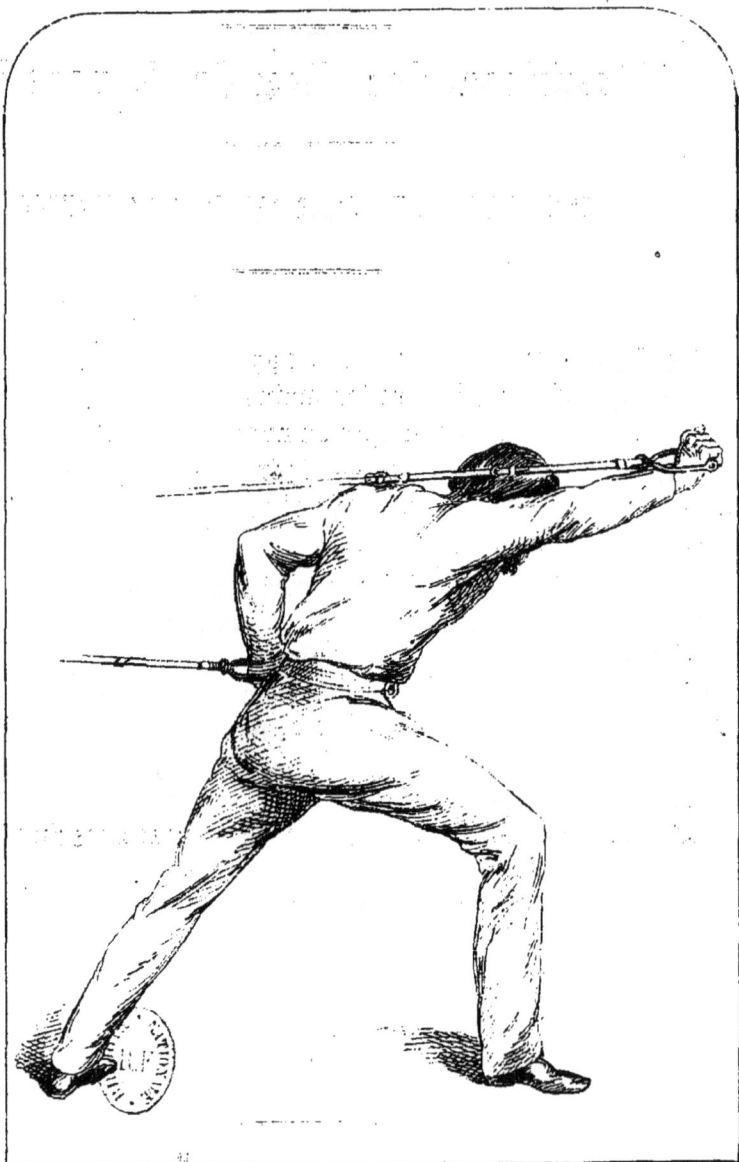

9ᵐᵉ Figure 9ᵐᵉ Exercice 2ᵐᵉ Temps

XI.ᵉ PL

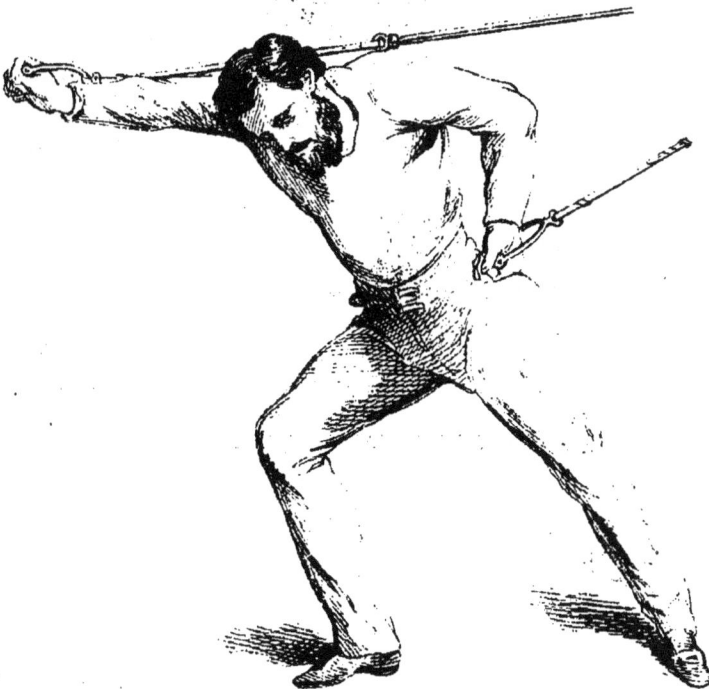

10ᵐᵉ Figure   10ᵐᵉ Exercice   2ᵐᵉ Temps

DEUXIÈME SÉRIE

Exercices des Grands Appareils.

10e EXERCICE, 4 TEMPS, 2 POSITIONS, XIe PLANCHE

1re Position. — Placez le corps et les appareils comme dans la figure 9e.

Commencez : 1er TEMPS. — Portez la jambe droite d'un pas en avant, fléchissez les jarrets en faisant traction sur les appareils, le corps bien d'aplomb sur les hanches, comptez : **un**.

2e TEMPS. — Faites exécuter un mouvement de rotation au poignet et à l'avant-bras droit, inclinez le corps, allongez le bras droit bien en avant en l'élevant à la hauteur de la tête : **deux** (*Voyez* XIe Pl., 10e fig.).

3e TEMPS. — Posez le genou gauche à terre en vous équilibrant sur la pointe des pieds : **trois**.

4e TEMPS. — Relevez-vous en conservant les bras dans cette attitude et venez occuper la position primitive : **quatre**.

2e Position. — Continuez les mêmes exercices du côté gauche.

Un, deux, trois, quatre.

TROISIÈME SÉRIE

Exercices des Grands Appareils.

11ᵉ EXERCICE, 4 TEMPS, 1 POSITION, XIIᵉ PLANCHE

Position. — Placez-vous sur votre séant, les jambes allongées l'une contre l'autre, en ayant la face tournée vers les points d'attache des appareils, le haut du corps penché en avant, les bras tendus parallèlement au-dessus des jambes, les poignées des appareils, une dans chaque main, les ongles en dessous et les pouces l'un contre l'autre, en donnant une légère tension aux appareils.

Commencez : 1ᵉʳ TEMPS. — Inclinez le corps en arrière en faisant traction sur les appareils en comptant : **un** (*Voyez* XIIᵉ Pl., 11ᵉ fig.).

2ᵉ TEMPS. — Continuez le tirage en ployant les bras et venez placer les mains sur les hanches, les ongles posant sur le corps, les coudes en dehors : **deux.**

3ᵉ TEMPS. — Renversez entièrement le corps en arrière en faisant de nouveau traction sur les appareils : **trois.**

4ᵉ TEMPS. — Reprenez graduellement la première position en cédant à l'élasticité des appareils, et venez replacer vos bras horizontalement, en avant les mains l'une contre l'autre, le haut du corps perpendiculaire : **quatre.**

Si l'utilité en est reconnue, cet exercice peut être recommencé.

Un, deux, trois, quatre.

OBSERVATIONS.—*Pour ces exercices les appareils conservent leurs installations antérieures, excepté dans les cas de maladie on les fixera suivant la position occupée par le malade.*

Cette série d'exercices peut également s'exécuter sur un tapis, un divan ou sur un lit de repos, etc.

X11ᵉ PL

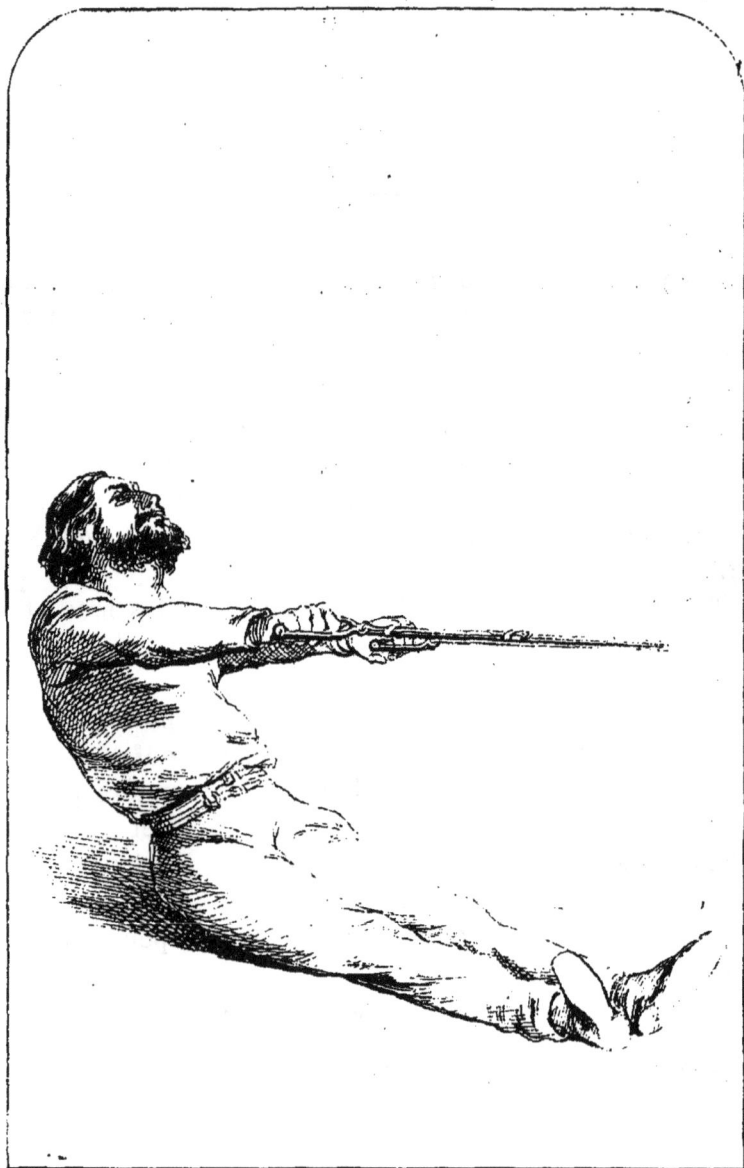

11ᵐᵉ Figure 11ᵐᵉ Exercice 1ᵉʳ Temps

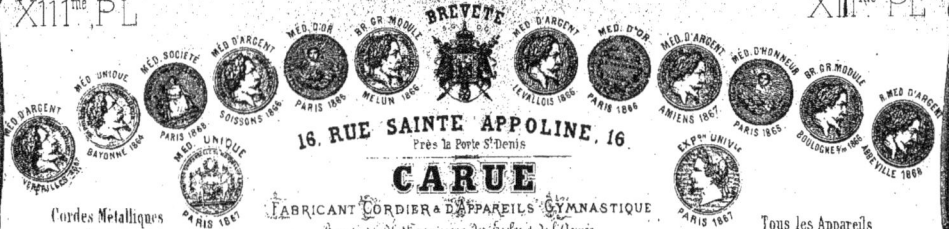

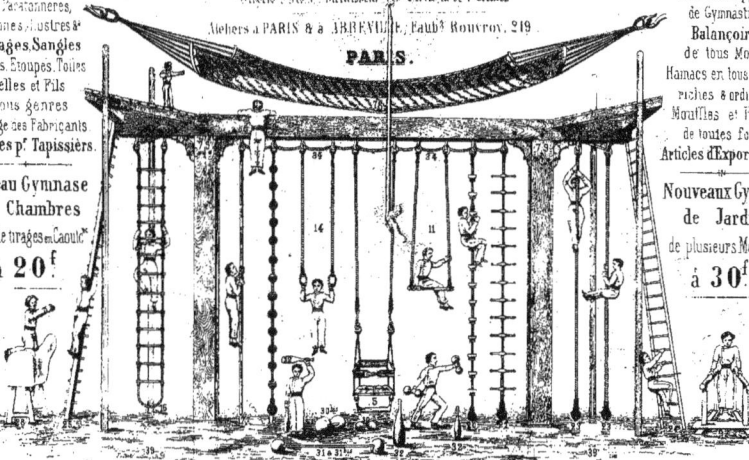

X1Vᵉ PL

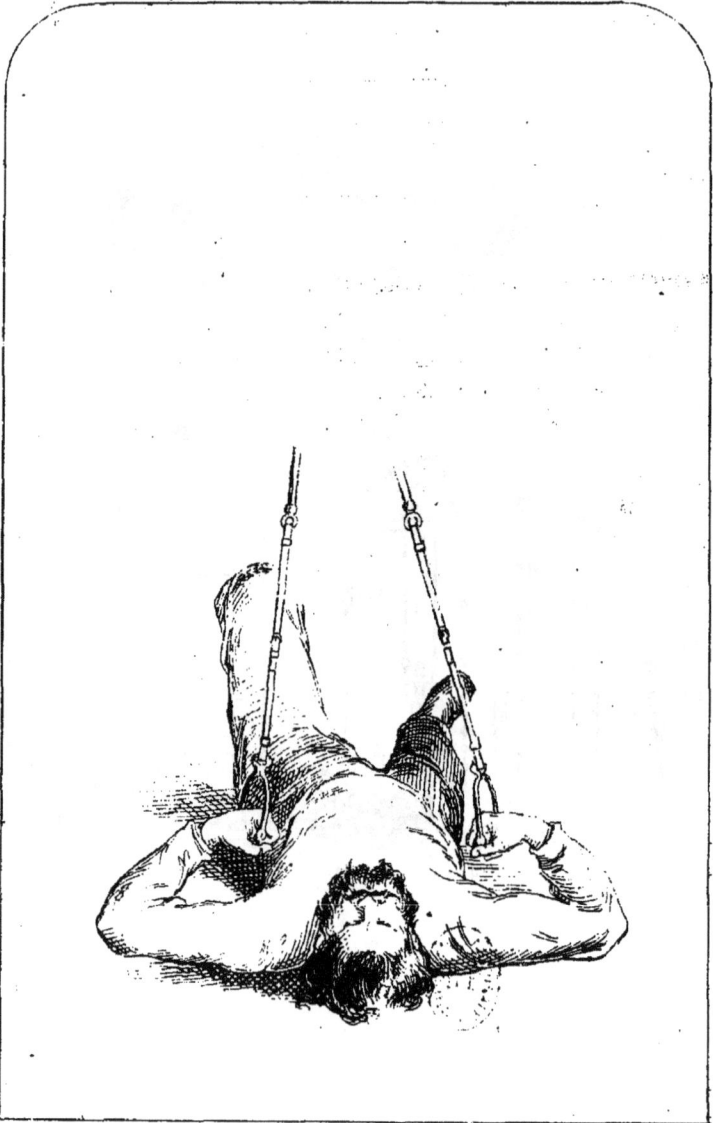

12me Figure 12me Exercice 3me Temps.

TROISIÈME SÉRIE

Exercices des Grands Appareils.

12ᵉ EXERCICE, 4 TEMPS, 2 POSITIONS, XIVᵉ PLANCHE

1ʳᵉ Position. — Venez occuper la position de la figure onze.

Commencez : 1ᵉʳ TEMPS. — Tenez les appareils tombant légèrement en guirlande et allongez-vous progressivement sur le dos, raccourcissez la jambe gauche en élevant le genou et comptez : **un.**

2ᵉ TEMPS. — Déployez les bras en l'air en faisant tirage sur les appareils, décrivez un demi-cercle, et placez-les parallèlement de chaque côté de la tête, sur la même ligne qu'occupe le corps, les ongles en l'air : **deux.**

3ᵉ TEMPS. — Laissez détendre naturellement les appareils et placez les poings sur les hanches : **trois** (*Voyez* XIVᵉ Pl., 12ᵉ fig).

4ᵉ TEMPS. — Ramenez d'un même mouvement le corps et la jambe gauche dans leurs premières positions : **quatre.**

2ᵉ Position. — Recommencez les mêmes exercices en faisant fonctionner la jambe droite.

Un, deux. trois, quatre.

TROISIÈME SÉRIE

Exercices des Grands Appareils.

15ᵉ EXERCICE, 4 TEMPS, 1 POSITION, XVᵉ PLANCHE

Position. — Les appareils fixés comme dans les exercices précédents, la face tournée du côté opposé aux points d'attache, le corps étendu sur le dos dans toute sa longueur, sur un tapis, sur un divan, etc.

Placez les bras parallèlement au-dessus des épaules la partie supérieure des mains touchant le sol, les poignées des appareils, une dans chaque main.

Commencez : 1ᵉʳ TEMPS. — Faites tirage sur les appareils en passant par dessus la face, et au même instant faites exécuter un mouvement de rotation aux avant-bras en rapprochant les mains l'une contre l'autre les doigts en dedans, venez les placer sur les épaules en continuant le tirage, les ongles en dessous et vous comptez : **un.**

2ᵉ TEMPS. — Faites exécuter de nouveau un mouvement de rotation en dehors et terminez le tirage en déployant les bras dans toute leur longueur le long du corps, les mains appuyées le long des jambes, les doigts sur le sol : **deux** (*Voyez* XVᵉ Pl., 13ᵉ fig.).

3ᵉ TEMPS. — Replacez les mains sur les épaules comme dans la position précédente : **trois.**

4ᵉ TEMPS. — Reprenez la première position : **quatre.**

OBSERVATIONS. — *S'il est nécessaire cet exercice peut être recommencé.*

Un, deux, trois, quatre.

XV.ᵉ PL

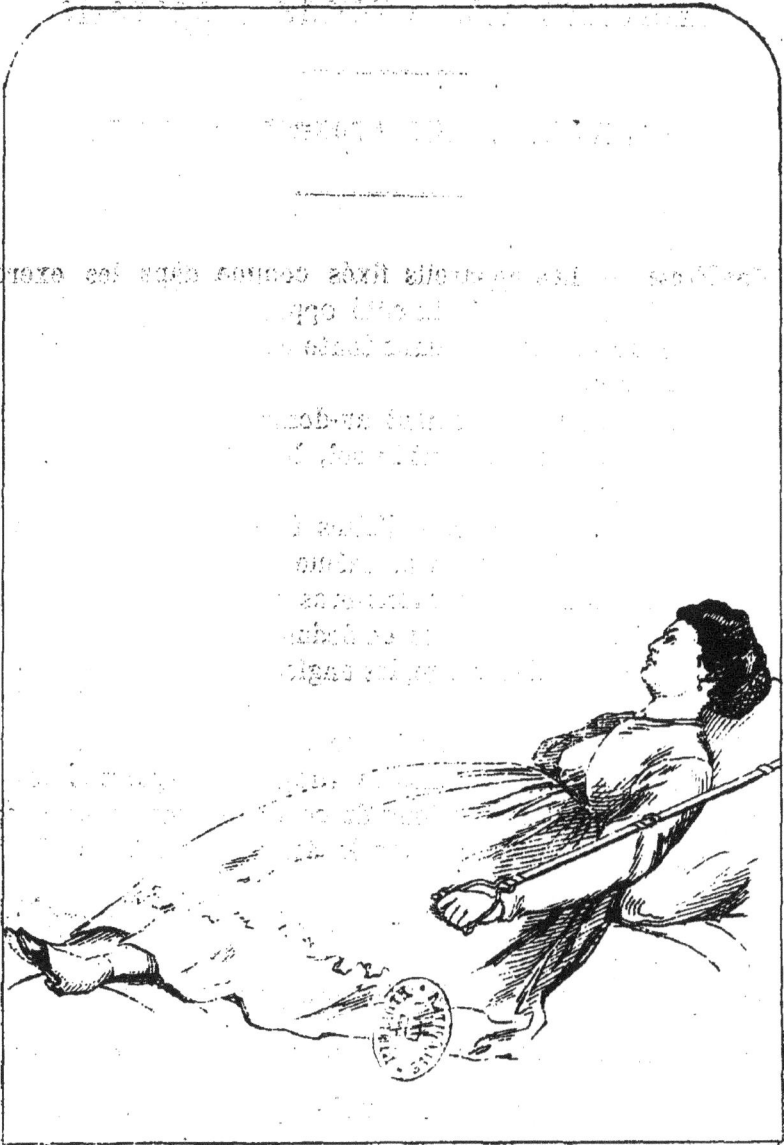

13.ᵐᵉ Figure 13.ᵐᵉ Exercice 2.ᵐᵉ Temps

XV1ᵉ PL

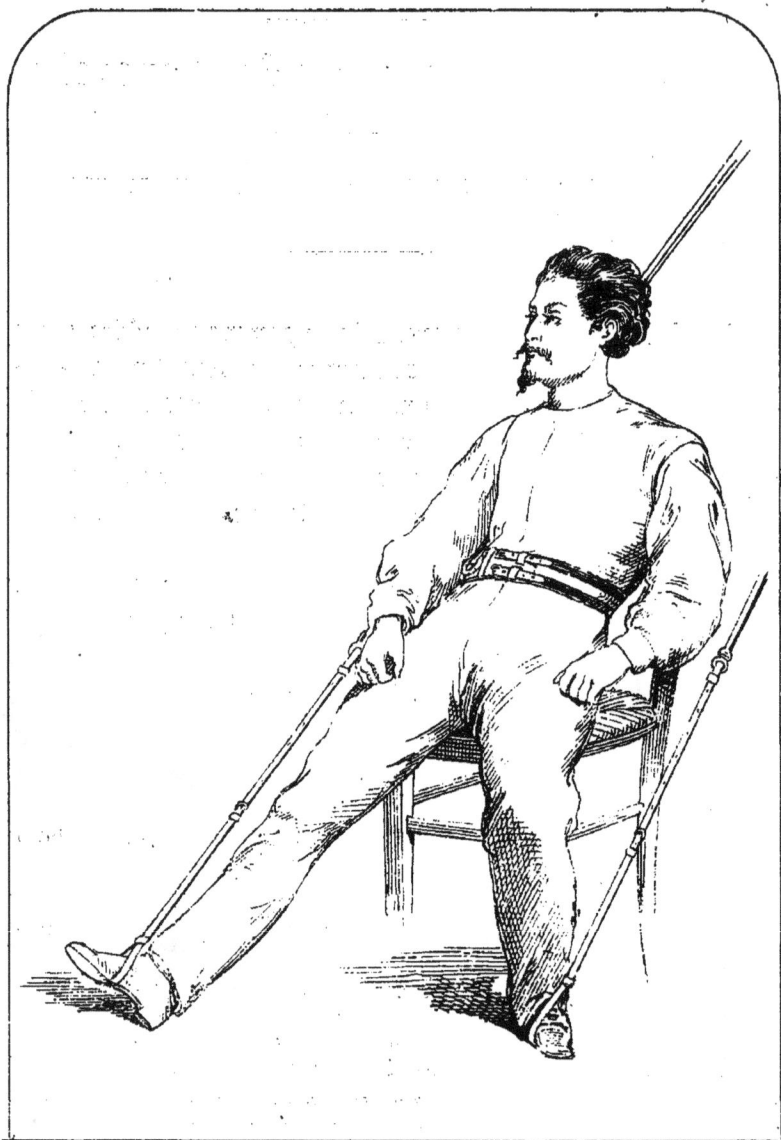

14ᵐᵉ Figure   **14**ᵐᵉ Exercice   **1**ᵉʳ Temps

TROISIÈME SÉRIE

Exercices des Grands Appareils.

14ᵉ EXERCICE, 4 TEMPS, 1 POSITION, XVIᵉ PLANCHE

Position. — Les appareils fixés comme précédemment.

Supprimez les poignées des appareils pour former étrier avec les courroies; asseyez-vous sur un siége le dos tourné vers les points d'attache; placez un pied dans chaque courroie, chaque appareil passant derrière les épaules tombant verticalement à droite et à gauche avec une légère tension, les talons contre les montants du siége.

Commencez : 1ᵉʳ TEMPS. — Allongez la jambe droite en avant dans toute sa longueur en faisant tirage sur l'appareil en comptant : **un** (*Voyez* XVIᵉ Pl., 14ᵉ fig.).

2ᵉ TEMPS. — Répétez le même mouvement de la jambe gauche; **deux**.

3ᵉ TEMPS.—Ramenez la jambe droite dans sa première position; **trois**.

4ᵉ TEMPS. — Opérez le même mouvement de la jambe gauche; **quatre**.

OBSERVATIONS. — *Cet exercice peut être recommencé s'il est jugé nécessaire.*

Un, deux, trois, quatre.

Il peut également s'exécuter le corps droit, les appareils fixés au sommet, tombant le long du corps et passant en dedans des jambes, afin de permettre aux genoux de s'écarter en dehors en élevant les pieds le plus près possible du corps. Les pieds devront fonctionner bien perpendiculairement.

TROISIÈME SÉRIE

Exercices des Grands Appareils.

15ᵉ EXERCICE, 4 TEMPS, 1 POSITION, XVIIᵉ PLANCHE

Position. — Les appareils comme à l'exercice quatorze.

Le corps couché, les jambes allongées dans toute leur longueur, les talons l'un contre l'autre, les pointes des pieds en dehors.

Commencez : 1ᵉʳ TEMPS. — Pliez le genou en l'élevant en dehors et rapprochez le talon le plus près possible du tronc, comptez **un**. (*Voyez* XVIIᵉ Pl., 15ᵉ fig.).

2ᵉ TEMPS. — Replacez graduellement la jambe dans sa position primitive ; **deux**.

3ᵉ TEMPS. — Levez et pliez le genou gauche en le faisant ressortir en dehors et placez le talon dans la position du droit; (1ᵉʳ temps) : **trois**.

4ᵉ TEMPS. — Replacez la jambe gauche dans sa position première : **quatre**.

OBSERVATIONS. — *Vous pouvez recommencer cet exercice s'il est reconnu urgent.*

Un, deux, trois, quatre.

XV11ᵉ PL

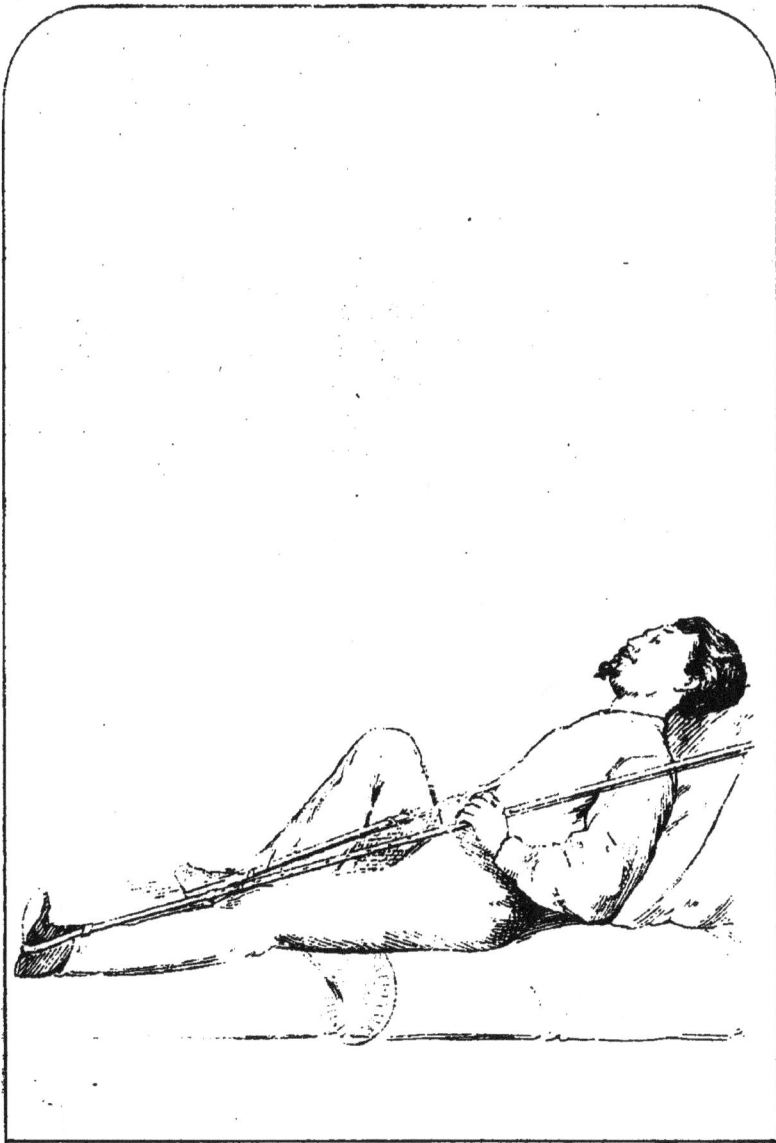

15ᵐᵉ Figure   15ᵐᵉ Exercice   1ᵉʳ Temps

XVIII.ᵉ PL

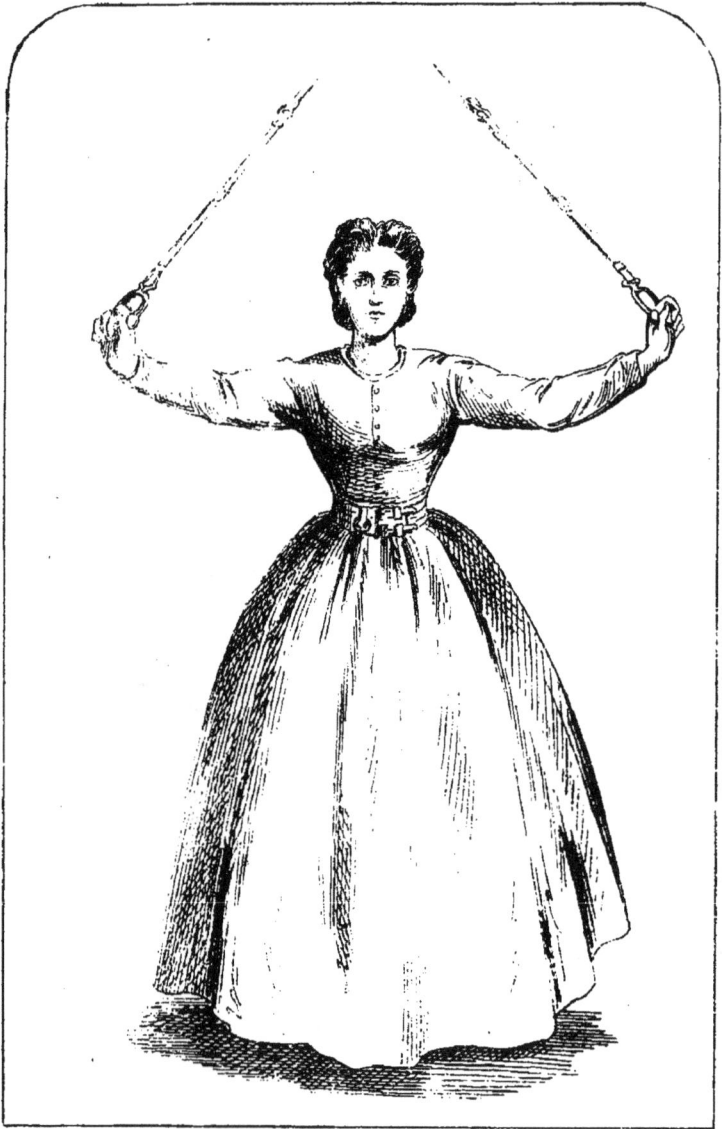

16ᵐᵉ Figure   16ᵐᵉ Exercice   1ᵉʳ Temps

QUATRIÈME SÉRIE

EXERCICES DES GRANDS APPAREILS

QUATRIÈME SÉRIE

Exercices des Grands Appareils.

16ᵉ EXERCICE, 4 TEMPS, 2 POSITIONS, XVIIIᵉ PLANCHE

1ʳᵉ Position. — Le dos tourné aux points d'attache, les talons rapprochés l'un contre l'autre, les pointes des pieds en dehors, le corps droit, les bras derrière le dos à la hauteur des reins, une poignée des appareils dans chaque main, la partie supérieure des doigts l'une contre l'autre, les appareils légèrement tendus.

Commencez : 1ᵉʳ Temps. — Relevez les bras à la hauteur des épaules en leur faisant opérer un tour de rotation, sur eux-mêmes en comptant **un** (*Voyez* XVIIIᵉ Pl., 16ᵉ fig.).

2ᵉ Temps. — Les bras dans cette même position ; fléchissez le corps et portez le pied droit d'un pas en avant ; faites traction sur les appareils en conservant leur distance d'écartement : **deux**.

3ᵉ Temps. — Ramenez le corps et le pied dans la position précédente : **trois**.

4ᵉ Temps. — Replacez les bras et les mains dans la première position en exécutant le mouvement de rotation en sens inverse, la partie supérieure des doigts rapprochée l'une contre l'autre : **quatre**.

2ᵉ Position. — Recommencez cet exercice en portant le pied gauche en avant au temps indiqué plus haut.

Un, deux, trois, quatre.

QUATRIÈME SÉRIE

Exercices des Grands Appareils.

17ᵉ EXERCICE, 4 TEMPS, 2 POSITIONS, XIXᵉ PLANCHE

1ʳᵉ Position. — Comme dans l'exercice précédent, les bras derrière le dos à la hauteur des reins, la partie supérieure des doigts l'une contre l'autre, le pied gauche d'un pas en avant.

Commencez : 1ᵉʳ TEMPS. — Elevez les bras en leur faisant exécuter un tour de rotation sur eux-mêmes en décrivant un cercle, et venez les placer parallèllement au-dessus de la tête, et vous compterez : **un**.

2ᵉ TEMPS. — Portez le corps de tout son poids en avant en faisant traction sur les appareils, et en même temps fléchissez les jarrets et équilibrez-vous sur la pointe des pieds : **deux**. (*Voyez* XIXᵉ Pl., 17ᵉ fig.).

3ᵉ TEMPS. — Reprenez progressivement la position précédente : **trois**.

4ᵉ TEMPS. — Décrivez à nouveau un cercle de haut en bas en replaçant les mains derrière le dos comme précédemment : **quatre**.

2ᵉ Position. — Alternez ces exercices du pied droit.

Un, deux, trois, quatre.

X1Xᵉ PL

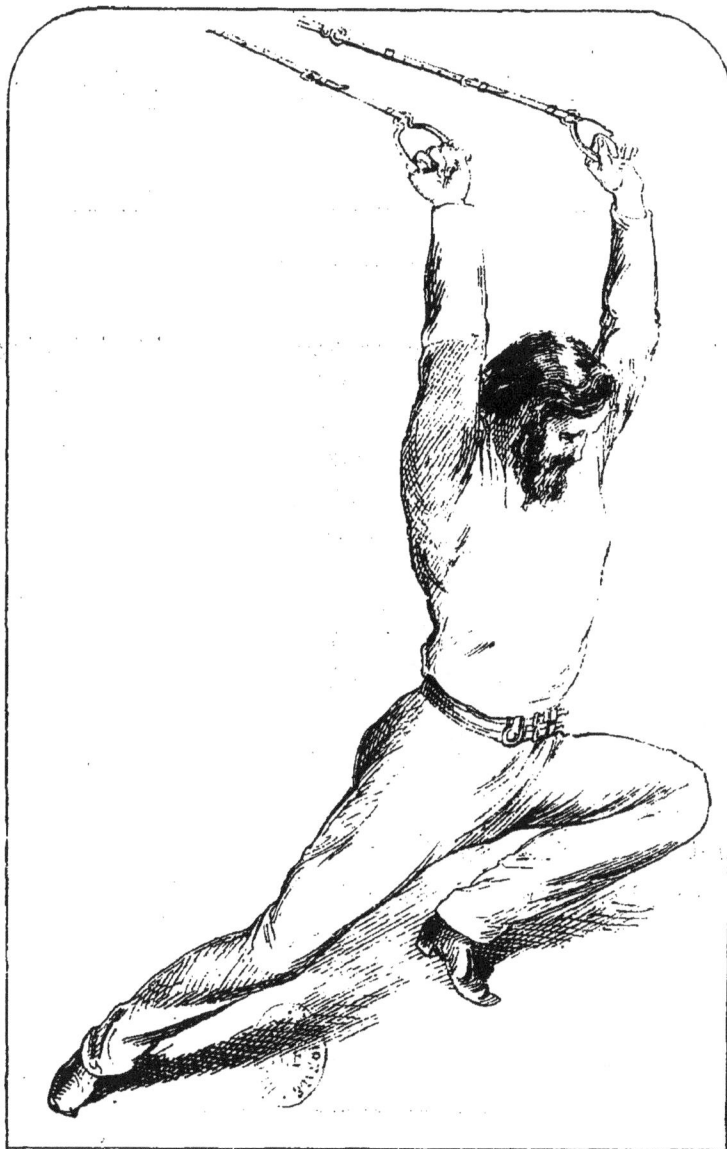

17ᵐᵉ Figure   17ᵐᵉ Exercice   2ᵐᵉ Temps

XX.ᵉ PL

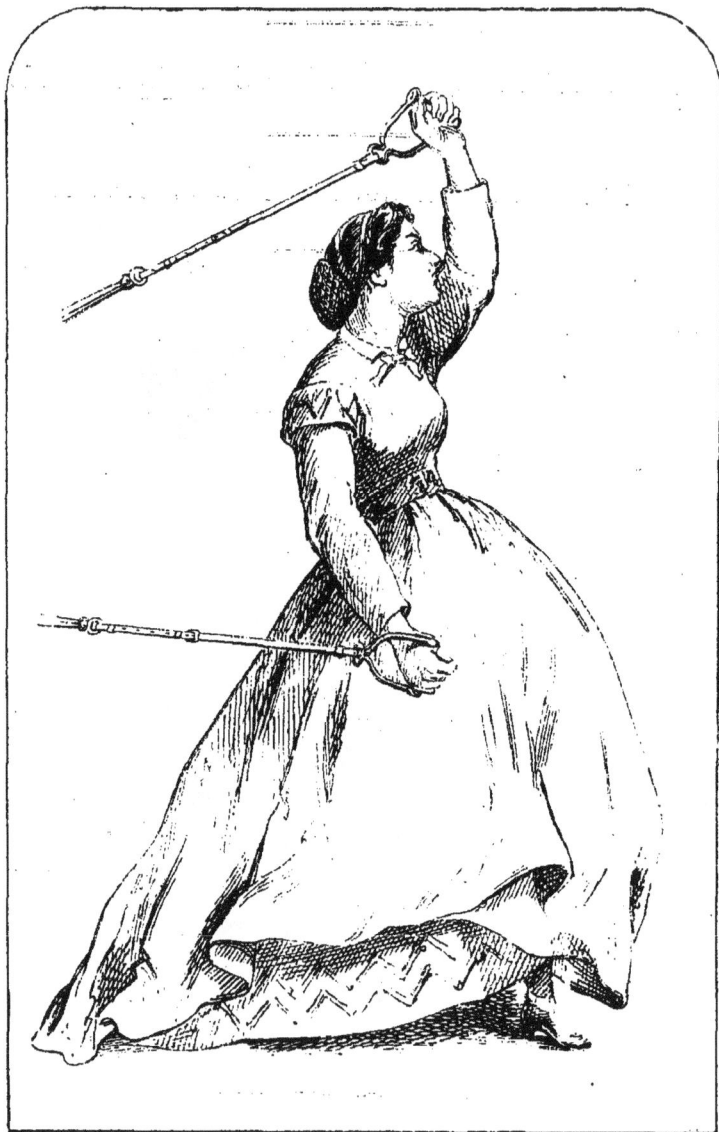

18ᵐᵉ Figure   18ᵐᵉ Exercice   1ᵉʳ Temps

QUATRIÈME SÉRIE

Exercices des Grands Appareils.

18ᵉ EXERCICE, 4 TEMPS, 2 POSITIONS, XXᵉ PLANCHE

1ʳᵉ Position. — Le dos tourné aux points d'attache, les bras tombant le long du corps, une poignée des appareils dans chaque main, les pouces en dehors les doigts, de face, les talons l'un contre l'autre.

Commencez : 1ᵉʳ Temps. — Portez le pied gauche d'un grand pas en avant en conservant les mains sur les cuisses, élevez le bras droit tendu en décrivant un demi-cercle, placez-le perpendiculairement le long de la tête et comptez : **un.** (*Voyez* XXᵉ Pl., 18ᵉ fig.).

2ᵉ Temps. — Dans cette même attitude, opérez une flexion de jambe en portant le corps en avant et en faisant énergiquement tension sur l'appareil : **deux.**

3ᵉ Temps. — Ramenez le corps et l'appareil dans la position précédente : **trois.**

4ᵉ Temps. — Décrivez à nouveau un demi-cercle en laissant tomber le bras dans sa position première : **quatre.**

2ᵉ Position. — Recommencez ces exercices en portant le pied droit en avant et en élevant le bras gauche.

Un, deux, trois, quatre.

QUATRIÈME SÉRIE

Exercices des Grands Appareils.

19ᵉ EXERCICE, 4 TEMPS, 2 POSITIONS, XXIᵉ PLANCHE

1ʳᵉ Position. — Une poignée des appareils dans chaque main, le dos toujours tourné aux points d'attache, le pied gauche d'un pas en avant, le bras gauche tombant le long du corps, la main reposant sur la cuisse, le pouce en dehors, le bras droit élevé perpendiculairement le long de la tête.

Commencez : 1ᵉʳ TEMPS. — Allongez le pied d'un nouveau pas en avant en laissant la main gauche en arrière, portez le corps en avant en fléchissant les jarrets, le genou droit à terre ; équilibrez-vous sur la pointe des pieds, faites tension de toutes vos forces sur les appareils en comptant : **un.** (*Voyez* XXIᵉ Pl., 19ᵉ fig.).

2ᵉ TEMPS. — Cédez à l'élasticité des appareils en reprenant la position précédente : **deux.**

3ᵉ TEMPS. — Recommencez par les mêmes principes la flexion de corps et de jarret précédente : **trois.**

4ᵉ TEMPS. — Relevez-vous progressivement et venez occuper la première position : **quatre.**

2ᵉ Position. — Recommencez ces mêmes exercices le pied droit en avant en élevant le bras gauche, et alternez successivement les quatre temps.

Un, deux, trois, quatre.

XXIE PL.

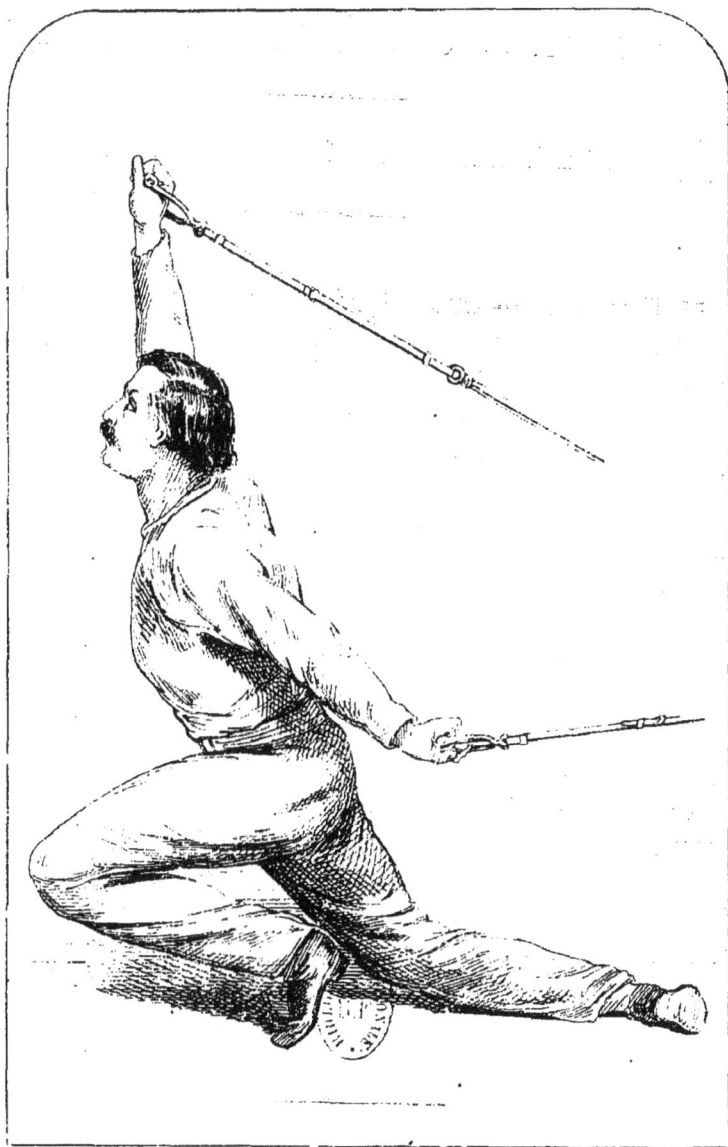

19me Figure . 19me Exercice . 1er Temps

XXIIE PL.

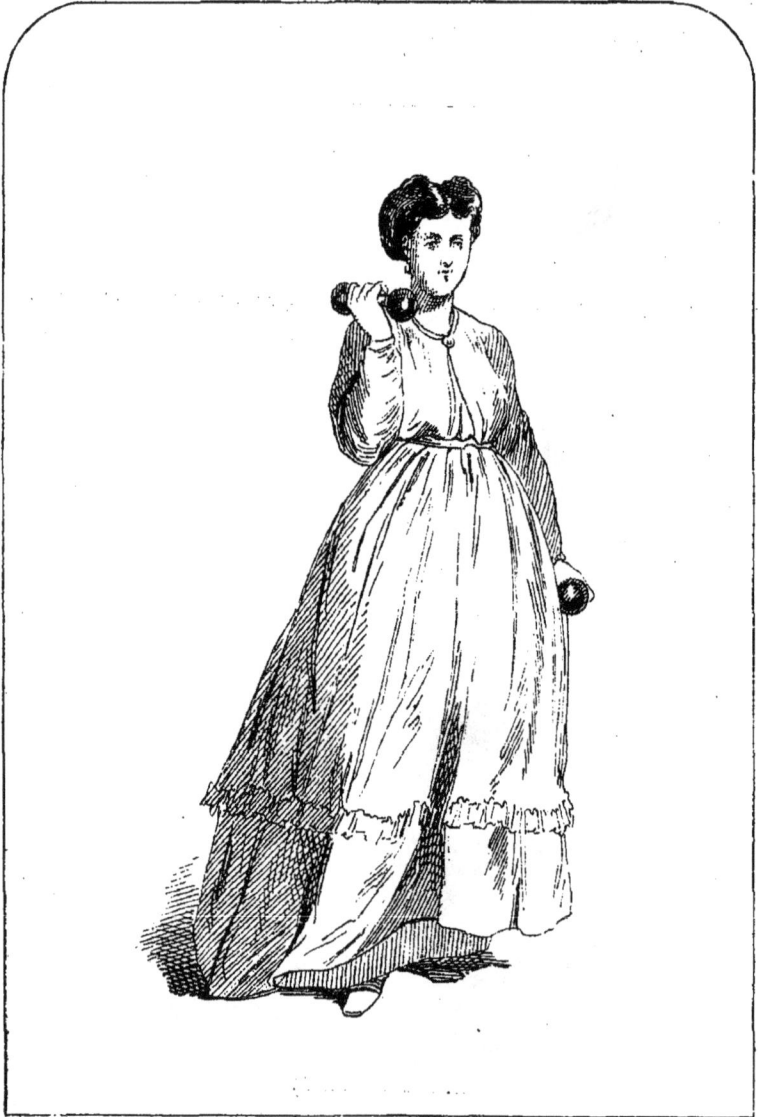

20me Figure. 1er Exercice. 1er Temps

CINQUIÈME SÉRIE

Exercices des Haltères.

1ᵉʳ EXERCICE, 4 TEMPS, 2 POSITIONS

1ʳᵉ Position. — Tenez le corps droit bien d'aplomb sur les hanches, la poitrine en avant, les talons l'un contre l'autre, la pointe des pieds en dehors, une haltère dans chaque main, les bras pendants le long du corps.

Commencez : 1ᵉʳ TEMPS. — Pliez le bras droit en avant en portant la haltère à la hauteur de l'épaule et comptez : **un.** (*Voyez* XXIIᵉ Pl., 20ᵉ fig.).

2ᵉ TEMPS. — Élevez le bras verticalement en l'air jusqu'à ce qu'il soit tendu dans toute sa longueur : **deux.**

3ᵉ TEMPS. — Après un léger temps d'arrêt, ramenez progressivement la haltère à la hauteur de l'épaule : **trois.**

4ᵉ TEMPS. — Descendez le bras et la haltère dans leur première position : **quatre.**

2ᵉ Position. — Exécutez ces quatre temps du bras gauche.

Un, deux, trois, quatre.

OBSERVATION. — *Règle générale : cet exercice et les suivants peuvent chacun s'alterner plusieurs fois de suite.*

CINQUIÈME SÉRIE

Exercices des Haltères.

2ᵉ EXERCICE, 4 TEMPS, 1 POSITION

Position. — Le corps droit, la poitrine en dehors, les talons l'un contre l'autre, les haltères déposées sur le sol parallèllement de chaque côté des pieds.

Commencez : 1ᵉʳ TEMPS. — Pliez les jarrets et prenez une haltère de chaque main, redressez-vous en les élevant à la hauteur des épaules, et comptez : **un.**

2ᵉ TEMPS. — Portez les haltères en l'air sans saccades, les bras bien allongés au-dessus de la tête, les haltères l'une contre l'autre : **deux.**

3ᵉ TEMPS, — Rabattez progressivement les haltères le long du corps, les bras tombant naturellement : **trois.**

4ᵉ TEMPS. — Repliez les jarrets et posez sans secousse les haltères sur le sol : **quatre.**

Après un léger temps d'arrêt pour marquer le temps, recommencez cet exercice en exécutant les quatre temps marqués plus haut.

Un, deux, trois, quatre.

CINQUIÈME SÉRIE

Exercices des Haltères.

5ᵉ EXERCICE, 4 TEMPS, 2 POSITIONS

1ʳᵉ Position. — Le corps et les haltères placés comme dans l'exercice premier.

Commencez : 1ᵉʳ TEMPS. — Enlevez de la main droite la haltère à l'épaule, en comptant : **un.**

2ᵉ TEMPS. — Déployez le bras horizontalement dans toute sa longueur en le dirigeant du côté droit, les ongles en dessus : **deux.**

3ᵉ TEMPS. — Après avoir soutenu la haltère et marquer un léger temps d'arrêt dans la position précédente ; replacez-la au-dessus de l'épaule : **trois.**

4ᵉ TEMPS. — Rabattez le bras et la haltère au point de départ : **quatre.**

2ᵉ Position. — Recommencez cet exercice en faisant fonctionner le bras gauche.

Un, deux, trois, quatre.

CINQUIÈME SÉRIE

Exercices des Haltères.

4ᵉ EXERCICE, 4 TEMPS, 1 POSITION

Position. — Le corps et les haltères placés comme dans l'exercice deuxième.

Commencez : 1ᵉʳ TEMPS. — Baissez-vous, ramassez les haltères une de chaque main en vous relevant, pliez les bras les coudes rapprochés du corps, les haltères aux épaules : **un**.

2ᵉ TEMPS. — Allongez horizontalement les bras de chaque côté du corps : **deux**.

3ᵉ TEMPS. — Après un moment d'arrêt dans cette position pour marquer le temps, ramenez les haltères au-dessus des épaules, la partie supérieure des mains en dehors : **trois**.

4ᵉ TEMPS. —Descendez graduellement les haltères, une de chaque côté des pieds en fléchissant les jarrets : **quatre**.

Quand vous aurez bien marqué ce dernier, recommencez les quatre temps décrits plus haut.

Un, deux, trois, quatre.

CINQUIÈME SÉRIE

Exercices des Haltères.

5ᵉ EXERCICE, 4 TEMPS, 2 POSITIONS

1ʳᵉ Position. — Le corps droit, la poitrine en dehors, les bras tombant le long des cuisses, une haltère dans chaque main, les talons l'un contre l'autre.

Commencez : 1ᵉʳ TEMPS. — Portez de la main droite la haltère à la hauteur de l'épaule, et dites : **un**.

2ᵉ TEMPS. — En portant le pied droit d'un léger pas en avant, avancez énergiquement le bras en l'élevant sensiblement en l'air, la haltère placée verticalement dans la main : **deux**. (*Voyez* fig. 30, XIIIᵉ Pl.).

3ᵉ TEMPS. — La haltère ayant été un moment maintenue dans cette position, ramenez-la graduellement à l'épaule et rassemblez les talons l'un contre l'autre : **trois**.

4ᵉ TEMPS. — En faisant opérer au poignet un mouvement de rotation, rabattez le bras tombant le long du corps : **quatre**.

2ᵉ Position — Aussitôt, recommencez semblablement du bras gauche en portant le pied gauche en avant.

Un, deux, trois, quatre.

CINQUIÈME SÉRIE

Exercices des Haltères.

6ᵉ EXERCICE 4 TEMPS, 1 POSITION

Position. — Les haltères étant placées sur le sol à droite et à gauche.

Commencez : 1ᵉʳ Temps. — Baissez-vous en fléchissant les jarrets et prenez une haltère de chaque main, relevez-vous en venant les placer de chaque côté du corps le long des cuisses, les bras tombant naturellement, et dites : **un.**

2ᵉ Temps. — Faites exécuter aux bras un mouvement de rotation en dehors en les élevant simultanément de droite et de gauche et décrivez un quart de cercle, de manière à venir les placer horizontalement de chaque côté des épaules dans cette position; maintenez les haltères pendant un instant pour bien marquer le temps : **deux.**

3ᵉ Temps. — Continuez progressivement l'élévation des bras en complètant le demi-cercle au-dessus de la tète, de manière à joindre les mains et les haltères l'une contre l'autre : **trois.**

4ᵒ Temps. — Descendez les haltères en passant devant la poitrine et reposez les sur le sol : **quatre.**

Après un léger repos, recommencez aussitôt et alternativement les quatre temps de l'exercice décrit plus haut.

Un, deux, trois, quatre.

CINQUIÈME SÉRIE

EXERCICE DE LA GROSSE HALTÈRE

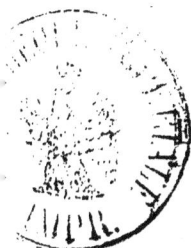

CINQUIÈME SÉRIE

Exercices de la Grosse Haltère.

7ᵉ EXERCICE, 2 TEMPS, 2 POSITIONS

1ʳᵉ Position. — La haltère étant placée sur le sol dans le sens transversal au corps, tenez-vous droit, le pied gauche d'un léger pas en avant, les jambes peu écartées l'une de l'autre, la main gauche sur la hanche.

Commencez : 1ᵉʳ TEMPS. — Ramassez la haltère, élevez-la vivement en l'air en passant devant la face, et déployez le bras dans toute sa longueur : **un**.

2ᵉ TEMPS. — Descendez-la progressivement dans sa première position : **deux**.

2ᵉ Position. — Le pied droit en avant, la main droite sur la hanche, et continuez les mêmes exercices du bras gauche.

Un, deux.

CINQUIÈME SÉRIE

Exercices de la Grosse Haltère.

8ᵉ EXERCICE, 4 TEMPS, 2 POSITIONS, XXIIIᵉ PLANCHE

1ʳᵉ Position. — Le corps et la haltère comme dans l'exercice précédent.

Commencez : 1ᵉʳ TEMPS. — Fléchissez le corps en reposant la main gauche sur le genou gauche ; saisissez de la main droite la haltère par la poignée, et relevez-vous en élevant la haltère à la hauteur de l'épaule en pliant l'avant-bras, la main gauche sur la hanche, et comptez : **un**.

2ᵉ TEMPS. — Élevez la haltère d'un mouvement saccadé, le bras tendu verticalement : **deux**. (*Voyez* XXIIIᵉ Pl., 21ᵉ fig.).

3ᵉ TEMPS. — Descendez graduellement la haltère à l'épaule droite : **trois**.

4ᵉ TEMPS. — Reposez-la doucement à vos pieds : **quatre**.

2ᵉ Position. — Le pied droit en avant et opérez du bras gauche.

Un, deux, trois, quatre.

XXIII.ᴱ PL.

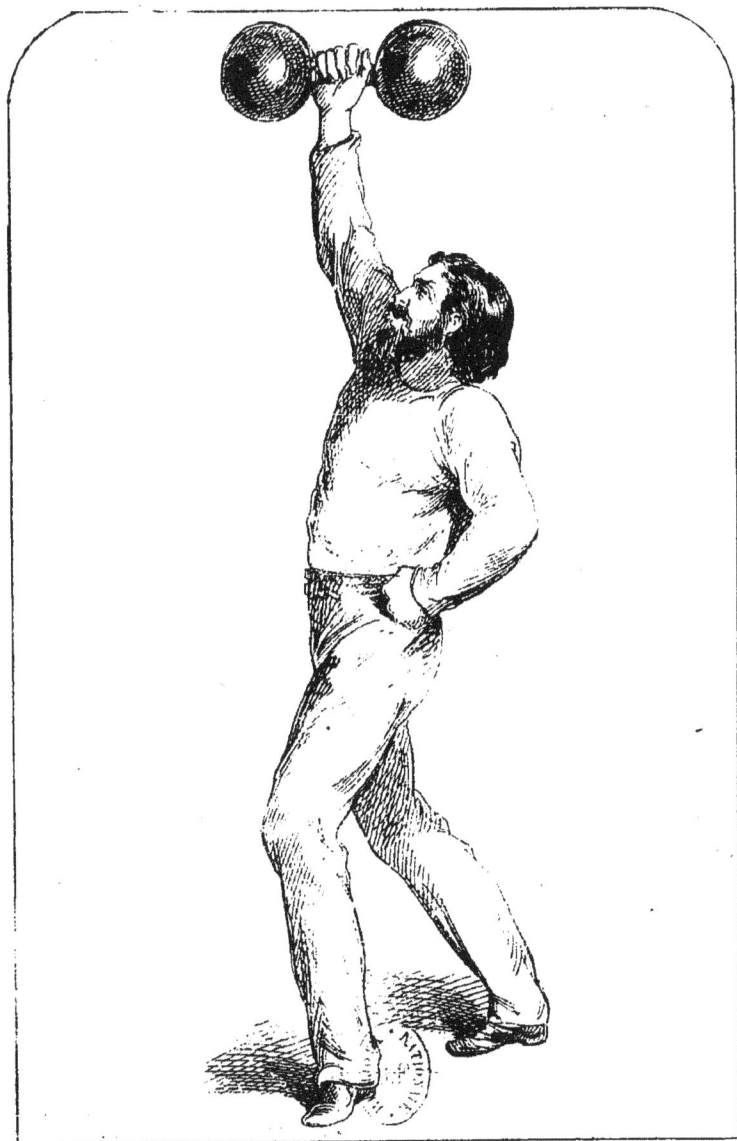

21.ᵐᵉ Figure . 8.ᵐᵉ Exercice . 2.ᵐᵉ Temps.

XXIVᴱ PL.

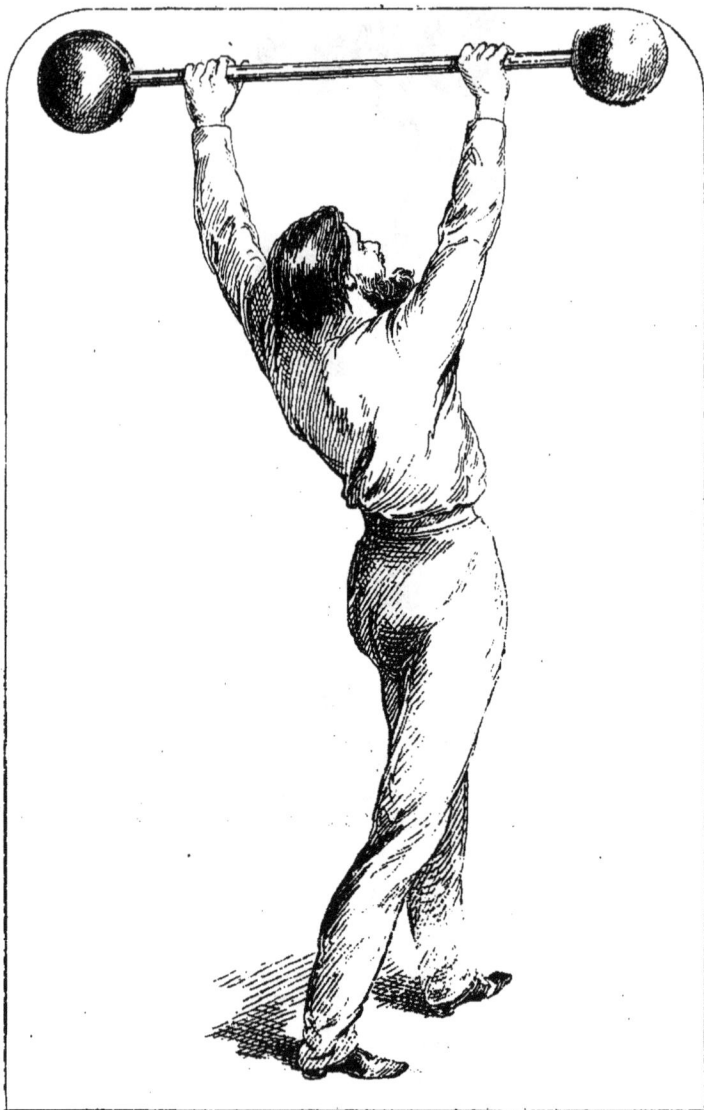

22ᵐᵉ Figure.   5ᵐᵉ Exercice: 2ᵐᵉ Temps

SIXIÈME SÉRIE

Exercices de la Barre à Sphères.

1ᵉʳ EXERCICE, 4 TEMPS, 2 POSITIONS

1ʳᵉ Position. — La barre déposée verticalement sur le sol devant vous, le pied gauche d'un léger pas en avant.

Commencez : 1ᵉʳ TEMPS. — Fléchissez le corps et saisissez la barre de la main droite, ensuite de la main gauche, la partie supérieure des mains en dehors ; placez, en vous relevant, la barre à la hauteur de la poitrine en comptant : **un**.

2ᵉ TEMPS. — Élevez-la horizontalement au-dessus de la tête, les bras bien tendus ; faites ressortir la poitrine bien en dehors et fixez des yeux le centre de la barre : **deux**.

3ᵉ TEMPS. — Descendez la barre contre la poitrine : **trois**.

4ᵉ TEMPS. — En fléchissant les jarrets, venez reposer la barre sur le sol : **quatre**.

2ᵉ Position. — Changez de position, le pied gauche d'un pas en avant et resaisissez la barre de la main gauche, puis de la main droite, et continuez les quatre temps décrits plus haut par les mêmes principes.

Un, deux, trois, quatre.

SIXIÈME SÉRIE

Exercices de la Barre à Sphères.

2ᵉ EXERCICE, 4 TEMPS, 1 POSITION

Position. — Le corps droit, les pieds l'un contre l'autre, la barre en main, les ongles en dedans, les bras tombant naturellement devant vous et assez écartés pour bien exécuter cet exercice.

Commencez : 1ᵉʳ Temps. — Enlevez la barre au-dessus de la tête autant que la longueur des bras le permettra : **un**.

2ᵉ Temps. — Descendez la barre derrière vous jusque sur les épaules : **deux**.

3ᵉ Temps. — Continuez progressivement de descendre la barre à la hauteur des reins : **trois**.

4ᵉ Temps. — D'un seul mouvement sans secousse replacez la barre dans sa première position : **quatre**.

SIXIÈME SÉRIE

Exercices de la Barre à Sphères.

5ᵉ EXERCICE, 4 TEMPS, 1 POSITION

Position. — Le corps et la barre comme dans l'exercice deuxième.

Commencez : 1ᵉʳ TEMPS. — Envoyez du côté gauche la barre derrière vous, le plus loin possible en élevant la main droite au-dessus de la tête, et conservez la gauche près du corps en lui faisant exécuter un mouvement de rotation, la barre étant placée bien horizontalement : **un.**

2ᵉ TEMPS. — Après un léger repos, élevez la main gauche et conservez la droite le long du corps ; faites repasser la barre par-dessus la tête en la ramenant par-devant : **deux.**

3ᵉ TEMPS. — Continuez d'envoyer la barre par-derrière, du côté droit, en élevant la main gauche : **trois.**

4ᵉ TEMPS. — Faites-la revenir par-devant du côté gauche avec la main droite : **quatre.**

Un, deux, trois, quatre.

SIXIÈME SÉRIE

Exercices de la Grosse Barre à Sphères.

4ᵉ EXERCICE, 2 TEMPS, 2 POSITIONS

1ʳᵉ Position. — Le corps droit, bien d'aplomb sur les hanches, les pieds en croix, la pointe du droit au milieu de la barre, la main gauche sur la hanche.

Commencez : 1ᵉʳ TEMPS. — Inclinez le corps en avant en fléchissant les jarrets, saisissez la barre par le centre de la main droite, les ongles en dedans; relevez-vous progressivement en la faisant monter en ligne droite et près du corps jusqu'au-dessus de la tête, le bras tendu verticalement, la main légèrement fermée, et dites : **un.**

2ᵉ TEMPS. — Reposez la barre sur le sol en exécutant les mêmes mouvements en sens inverse : **deux.**

2ᵉ Position. — Les pieds en croix, la pointe du gauche au milieu de la barre, continuez par les mêmes principes les deux temps décrits plus haut en saisissant la barre de la main gauche.

Un, deux.

SIXIÈME SÉRIE

Exercices de la Grosse Barre à Sphères.

5ᵉ EXERCICE, 4 TEMPS, 2 POSITIONS, XXIVᵉ PLANCHE

1ʳᵉ Position. — La barre étant placée verticalement sur le sol, le pied gauche à son centre, le droit d'un pas en arrière.

Commencez : 1ᵉʳ TEMPS. — Fléchissez le corps en avant, prenez la barre des deux mains, les ongles en dedans, portez-la à la hauteur de la poitrine en tendant les jarrets, comptez : **un.**

2ᵉ TEMPS. — Enlevez énergiquement la barre au-dessus de la tête en déployant les bras dans toute leur longueur : **deux** (*Voyez* XXIVᵉ Pl., 22ᵉ fig).

3ᵉ TEMPS. — Rabattez doucement la barre à la poitrine : **trois.**

4ᵉ TEMPS. — Descendez doucement la barre le long du corps et posez-la à vos pieds : **quatre.**

2ᵉ Position. — Recommencez cet exercice en plaçant le pied droit au centre de la barre.

Un, deux, trois, quatre.

SEPTIÈME SÉRIE

Exercices des Mils (ou Massues).

1er EXERCICE, 4 TEMPS, 1 POSITION

Position. — Le corps droit, les talons l'un contre l'autre, la pointe des pieds en dehors, un mil (massue) dans chaque main tombant parallèlement aux jambes.

Commencez : 1er TEMPS. — De la main droite élevez le mil horizontalement en passant devant la face, venez le placer au-dessus de la tête, le bras légèrement plié : **un** (*Voyez* XIIIe Pl., 32e fig.).

2e TEMPS. — Inclinez le mil et la main vers l'épaule gauche : **deux**.

3e TEMPS. — Faites passer le mil derrière le corps en ramenant la main derrière l'épaule droite : **trois**.

4e TEMPS. — Exécutez un mouvement de rotation avec le poignet, en venant placer le mil dans sa première position : **quatre**.

Après un léger temps d'arrêt pour bien marquer le quatrième temps, recommencez du bras gauche et par les mêmes principes les exercices décrits plus haut.

Un, deux, trois, quatre.

SEPTIÈME SÉRIE

Exercices des Mils (ou Massues).

2ᵉ EXERCICE, 2 TEMPS, 1 POSITION

Position. — Le corps et les mils placés comme dans l'exercice premier.

Commencez : 1ᵉʳ TEMPS. — Exécutez un mouvement de rotation en dehors avec le poignet et l'avant-bras droit, faites passer le mil derrière le corps en élevant le bras par-dessus la tête : **un.**

2ᵉ TEMPS. — Descendez le mil verticalement devant la poitrine en exécutant un nouveau mouvement de rotation, et venez le placer dans sa position première : **deux.**

Par les mêmes mouvements, continuez du bras gauche les deux temps exécutés plus haut.

Un, deux.

SEPTIÈME SÉRIE

Exercices des Mils (ou Massues).

5ᵉ EXERCICE, 2 TEMPS, 1 POSITION

Position. — Placez-vous bien droit la poitrine en dehors, les mils en main, tombant verticalement le long des jambes.

Commencez : 1ᵉʳ TEMPS. — Élevez le bras droit en avant et faites exécuter au mil un cercle, en le jetant en arrière (*Voyez* XXVᵉ Pl., 23ᵉ fig.), ramenez-le dans sa première position : **un**.

2ᵒ TEMPS. — Répétez par les mêmes principes et du même bras un nouveau cercle : **deux.**

Faites exécuter ce même exercice avec le bras gauche.

Alternez successivement avec l'une et l'autre main.

Un, deux.

SEPTIÈME SÉRIE

Exercices des Mils (ou Massues).

4ᵉ EXERCICE, 2 TEMPS, 1 POSITION

Position. — Comme dans l'exercice troisième.

Cet exercice s'exécute par les mêmes principes que le précédent, mais en opérant, en sens inverse, c'est-à-dire en portant le bras en arrière.

Un, deux.

SEPTIÈME SÉRIE

Exercices des Mils (ou Massues).

5ᵉ EXERCICE, 4 TEMPS, 1 POSITION

Position. — Le corps et les mils placés comme dans l'exercice troisième.

Commencez : 1ᵉʳ TEMPS. — Élevez les mils et les bras horizontalement à la hauteur des épaules : **un**.

2ᵉ TEMPS. — Après un léger temps d'arrêt, portez les bras en l'air, placés verticalement au-dessus de la tête les mils l'un contre l'autre : **deux**.

3ᵉ TEMPS. — Rabattez doucement les bras tendus dans la position précédente, les mils occupant la même ligne : **trois**.

4ᵉ TEMPS. — Cédez au poids des mils et faites-leur reprendre leur position primitive : **quatre**.

Un, deux, trois, quatre.

XXV.ᵐᵉ PL

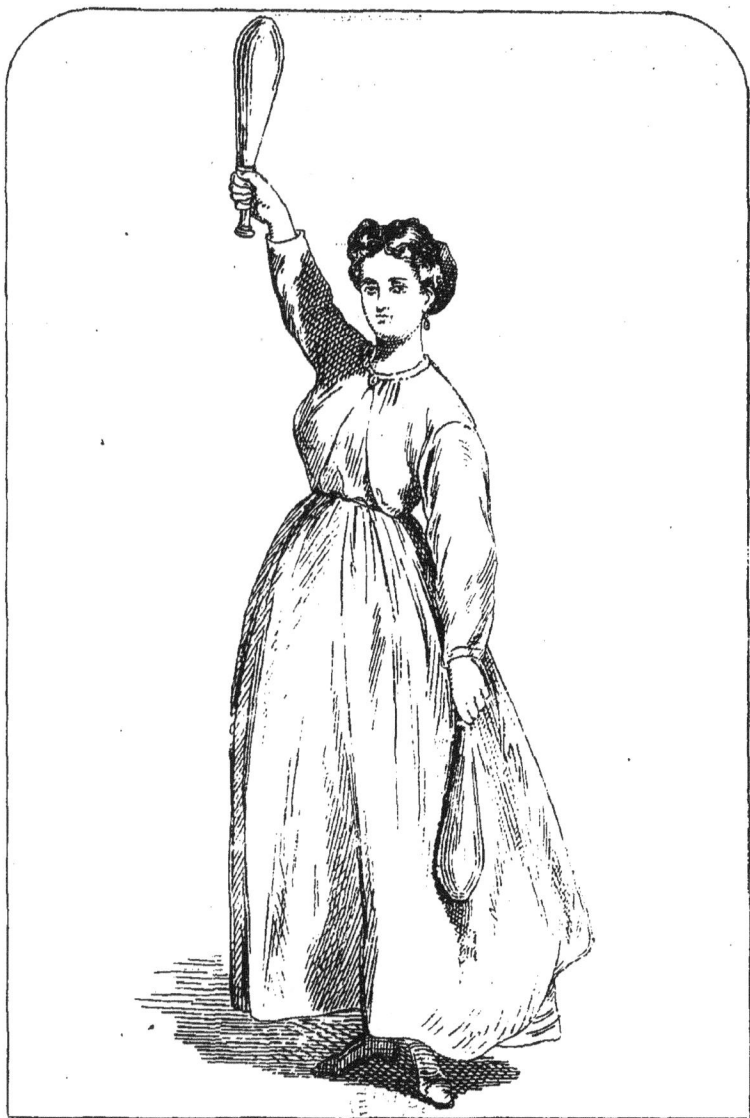

2 3ᵐᵉ Figure 3ᵐᵉ Exercice 1ᵉʳ Temps

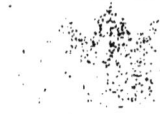

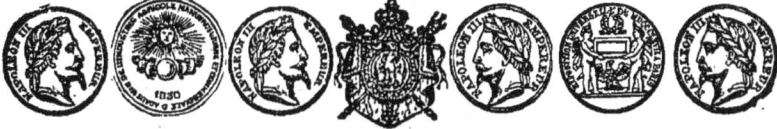

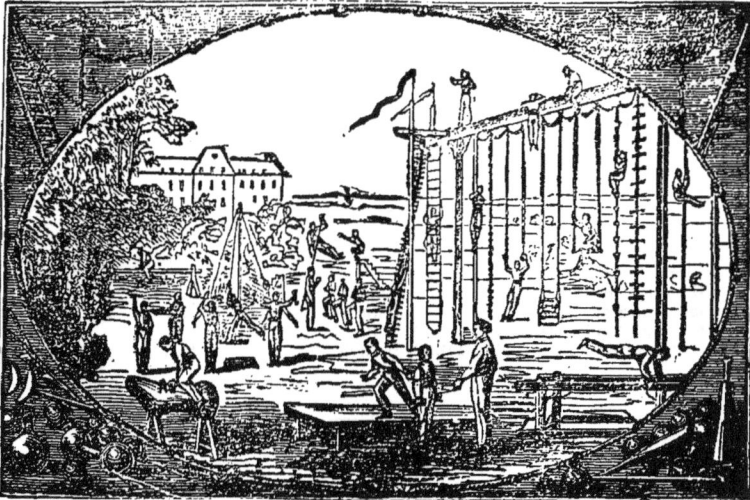

Nos		fr.	c.
1	Balançoire, grand modèle simple, enfants.	8	»
2	— — — — adultes.	10	»
3	— — — cannelée.	12	»
4	— — — garnie, enfants.	15	»
5	— — — — adultes.	20	»
6	— — — — extra-forte.	25	»
7	— gondole simple.	70	»
8	— — double.	90	»
9	— — extra.	100	»
10	Trapèze, grand modèle, enfants.	6	»
11	— — — adultes.	8	»
12	— — — fort.	10	»
13	Cordes à anneaux, grand modèle, enfants.	6	»
14	— — — — adultes.	8	»
15	— — — fort.	10	»
16	Échelle de corde, grand modèle, brevetée. le mètre.	4	»
17	Perche vacillante (ou oscillante), grand modèle. le mètre.	2	»
18	Corde à nœuds lacets, grand modèle. le mètre.	4	»
19	— — ordinaires, grand modèle. le mètre.	3	»
20	Échelle à consoles, grand modèle. le mètre.	4	»
21	— de perroquet, grand modèle. le mètre.	4	»
22	— à étriers, grand modèle. le mètre.	4	»
23	Corde lisse, grand modèle. le mètre.	2	»
24	Echelle de bois, grand modèle. le mètre. 6 et	8	»
25	— dorsale (ou orthopédique), grand modèle. le mètre.	8	»
26	Pas-de-géant (ou Vindas), grand modèle, 4 branches.	35	»
27	Barres parallèles, nouveau modèle, portatives. 40, 50 et	60	»
28	Cheval de bois, nouveau modèle, portatif. 50, 60 et	80	»
29	Tremplin. 30, 40 et	50	»
30	Haltère, du No 1 (1 kilogr. la paire) au No 6. le kilogr.	1	»
30 bis.	— du No 7 (7 kilogr. la paire) et au-dessus. le kilogr.	»	70
31	Barres à sphères en fer. Même prix que les Haltères.		
31 bis.	— — en bois. 1 fr. 50, 2 fr., 2 fr. 50 et au-dessus.		
32	Massues et Mils, la paire. 3 fr., 4 fr., 5 fr., 6 fr., 7 fr., 8 fr. et au-dessus.		
33	Ceintures. 1 fr. 50, 1 fr. 75, 2 fr., 2 fr. 50 3 fr. et au-dessus.		
34	Guirlande. le mètre.	3	»
35	Crochets, vis à bois et à écrous. 1 fr. 50, 1 fr 75 et	2	»
36	Trapèze (de rechange, petites cordes). 4 et 5	»	
37	Cordes à anneaux (de rechange, petites cordes). 4 et 6	»	
38	Planchette cannelée (de rechange pour hommes).	6	»
39	Mât vertical. le mètre. 2 et 3	»	
40	— de perroquet. le mètre. 4 et 6	»	

41 { Nouveau **Gymnase** pr Hommes, ne nécessitant que 2 crochets au sommet, haut.: 3m,50, composé de ...... { 1 Balançoire garnie. 1 Trapèze mobile. 1 paire d'Anneaux mobiles. 1 Corde à nœuds. 1 Traité élémentaire. } 30 »

42 { **Gymnase fort** pour Enfants et Adultes hauteur : 3 mètres. composé de : { 1 Balançoire simple. 1 Trapèze. 1 paire d'Anneaux. 1 Echelle de corde. ou à consoles, ou à perroquets, ou Corde à nœuds, au choix. 1 Traité élémentaire. } 32 »

NOTA. — Pour les Balançoires et les Appareils, grand modèle pour Adultes, ou fort, hauteur ordinaire des Appareils : 4 mètres.

Nᵒˢ			fr. c.
43	**Gymnase d'Adultes** hauteur : 3 mètres, composé de :	1 Trapèze. . . . . 1 paire d'Anneaux . . . . 1 Echelle de corde, ou à perroquets . . . . 1 Corde à nœuds, ou Echelle à consoles, au choix. . . . . 1 Traité élémentaire	36 »
44	**Gymnase fort** pour Enfants et Adultes hauteur : 3 mètres. composé de :	1 Balançoire simple. . . . . 1 Trapèze. . . . . 1 paire d'Anneaux. . . . . 1 Echelle à consoles, ou de corde, ou à perroquets, ou Corde à nœuds. au choix. . . . . 1 Corde lisse. ou Perche, au choix. . . . . 1 Traité élémentaire	38 »
45	**Gymnase fort** pour Enfants et Adultes hauteur : 3 mètres, le tout dans une boîte, composé de :	1 Balançoire garnie. . . . . 1 Trapèze. . . . . 1 paire d'Anneaux. . . . . 1 Echelle à consoles. ou à perroquets, ou Corde à nœuds, au choix . . . . 1 Traité élémentaire.	42 »
46	**Gymnase d'Enfants** hauteur : 2ᵐ,75, composé de :	1 Trapèze. . . . . 1 Paire d'Anneaux. . . . . 1 Echelle de corde ou à consoles. . . . . 1 Corde à nœuds, ou Echelle à perroquets, au choix. . . . . 1 Traité élémentaire	26 »
47	**Gymnase d'Enfants** hauteur : 2ᵐ,75, le tout dans une boîte, composé de :	1 Balançoire garnie. . . . . 1 Trapèze. . . . . 1 Paire d'Anneaux. . . . . 1 Echelle de corde, ou à consoles, ou à perroquets, ou Corde à nœuds, au choix. . . . . 1 Traité élémentaire	30 »
48	**Gymnase d'enfants** hauteur : 2ᵐ,75, le tout dans une boîte, composé de :	1 Trapèze. . . . . 1 paire d'Anneaux . . . . 1 Echelle de corde ou à consoles. . . . . 1 Corde lisse. 1 Corde à nœuds, ou Echelle à perroquets, au choix. . . . . 1 Traité élémentaire	31 »
49	**Gymnase d'Enfants** hauteur : 2ᵐ,75, le tout dans une boîte, composé de :	1 Balançoire simple . . . . 1 Trapèze . . . . 1 paire d'Anneaux . . . . 1 Corde à nœuds ou Echelle à perroquets. . . . 1 Echelle de corde, ou à consoles, au choix. . . 1 Corde lisse. 1 Traité élémentaire	37 »

| N^{os} | | | fr. c. |

| 50 | Gymnase d'Enfants
hauteur : 2^m,75,
le tout dans une boîte,
composé de : | 1 Balançoire garnie..................
1 Trapèze.......................
1 paire d'Anneaux................
1 Echelle de corde................
1 Corde à nœuds.................
1 Echelle à consoles..............
1 — à perroquets............
1 Corde lisse....................
1 paire Haltères.................
1 paire Massues.................
1 Traité élémentaire............. | 70 » |

Gymnase d'Enfants, hauteur 2^m,75.

51	Balançoire simple, enfants...................	6 »
52	— garnie —	12 »
53	Trapèze...... —	5 »
54	Cordes à anneaux —	5 »
55	Echelle de corde, nouveau système, breveté, enfants...........	8 »
56	Perche vacillante................... —	5 »
57	Corde à nœuds................... —	8 »
58	Echelle à consoles................... —	8 »
59	— de perroquets................ —	8 »
60	Corde lisse.................... —	5 »
61	Echelle à étrier................... —	8 »
62	Pas-de-géant (ou Vindas), 4 branches.... —	25 »

Nouveau Gymnase de chambre
hygiénique et médical.
Appareils de tirage en caoutchouc, recouverts d'un tissu.

63	N° 1...............	20 »	66	N° 4...............	35 »
64	— 2...............	25 »	67	— 5...............	40 »
65	— 3...............	30 »			

Et au-dessus.

Ces appareils sont en petites boîtes avec le Guide des Exercices.

Appareil passe-tête du Gymnase de chambre
hygiénique et médical.

68	N° 1...............	5 »	71	N° 4...............	8 »
69	— 2...............	6 »	72	— 5...............	9 »
70	— 3...............	7 »		*Et au dessus.*	

| 73 | Traité pratique du Gymnase de chambre, hygiénique et médical, à l'usage des deux sexes; par Carue, ouvrage orné de 25 planches lithographiées. Prix. | 3 » |

74	Hamacs, filet ordinaire (complet)............... 10 fr. et	12 »
75	— genre des Indes (complet). 15 fr., 18 fr., 20 fr., 25 fr. et au-dessus.	
76	— en treillis et fantaisie............ 12 fr., 14 fr. et au-dessus.	
77	— d'enfants.................... 6 fr., 8 fr. et	10 »

| 78 | Traité théorique et pratique de Gymnastique à l'usage des deux sexes; 350 figures. Prix.................... | 4 » |

| 79 | Portique de Gymnase........... Le prix varie selon les dimensions. |

| 80 | Mât de Pas-de-géant (ou Vindas).... Le prix varie selon les dimensions. |

| 81 | Echelle de corde, nouveau système, breveté, pour Incendie, Sauvetage, Excursion, Pêche, Travaux maritimes. etc., ayant l'avantage de ne pas se tordre à l'humidité et à l'eau......... 3 fr., 4 fr. et 5 fr. le mètre. |

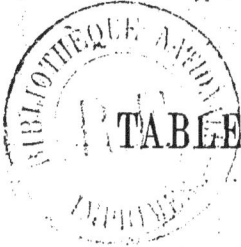

TABLE DES MATIÈRES

PREMIÈRE SÉRIE

Exercices de l'Appareil Passe-Tête

DEUXIÈME SÉRIE

Exercices des Grands Appareils

TROISIÈME SÉRIE

Exercices des Grands Appareils

QUATRIÈME SÉRIE

Exercices des Grands Appareils

CINQUIÈME SÉRIE

Exercices des Haltères

CINQUIÈME SÉRIE

Exercices de la Grosse Haltère

SIXIÈME SÉRIE

Exercices de la Barre à Sphères

SIXIÈME SÉRIE

Exercices de la Grosse Barre à Sphères

SEPTIÈME SÉRIE

Exercices des Mils (ou Massues)

FIN DE LA TABLE DES MATIÈRES

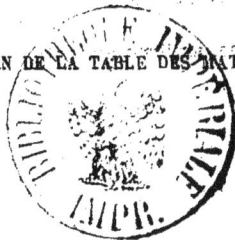

Typ. Jules-Juteau et Fils, rue Saint-Denis, 341.